외국인이 본 한국 의료관광

서희원 (아브라크마노바 스베틀라나)

도서출판 오늘

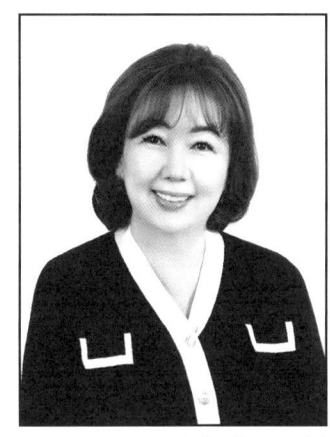

[저자 소개]
서희원 (아브라크마노바 스베틀라나

▷ 키르기스스탄 국립 의과대학교 졸업
▷ 의료관광 코디네이터로 14년 근무
   - 한양대학교병원, 우리들병원, 이춘택병원, 인하대학교병원에서 근무
   - 현재 힘찬병원 국제의료협력팀 주임
▷ 의료관광 출장 경력 150건
▷ 한국 방문 환자 케어 4,000건 이상
▷ 한국 의료설명회 및 프레젠테이션 발표 20,000건
▷ 의료관광 코디네이터 실습생 대상으로 현장 교육 실시 40건

[머리말]

나는 키르기스스탄에서 태어나 한국이라는 낯선 땅으로 시집와서 의료관광 코디네이터로 13년간 일해 왔다. 의과대학을 졸업한 경력은 의료 분야에서 활동하는 데 큰 밑거름이 되었다. 그동안 문화와 사고방식의 차이로 어려운 점도 많았지만, 경험이 쌓이면서 일에 대한 보람은 점점 커져갔다.

그간의 어려움을 극복할 수 있었던 것은 나의 활발한 성격 덕분이기도 하지만, 무엇보다 나와 함께 일하시는 많은 분들의 도움 때문이라고 생각한다. 그분들이 없었다면 지금까지 힘겨운 의료 분야에서 버티지 못했을 것이다.

의료관광 산업은 성장 가능성이 높은 분야다. 그럼에도 불구하고 아직 실무적인 노하우가 정형화되어 있지 않다. 전문적인 의료관광 코디네이터도 많이 부족한 실정이다. 무엇보다 의료 분야도 다른 분야들처럼 글로벌화에서 예외가 될 수 없는데, 특히 외국 환자를 이해하고 효과적으로 케어할 수 있는 유능한 의료관광 코디네이터가 절실하다.

의료관광 코디네이터는 단순한 의료 통역사가 아니다. 그들은 병원 마케팅을 이해하고 의사 수준의 의료 지식까지 활용해서 외국인 환자의 유치와 관리에 이르는 온갖 복잡한 업무를 수행할 줄 알아야 한다.

그래서 나는 의료관광 코디네이터 실무에 도움을 주고자 지금까지 내가 겪어온 의료관광 사례들을 이 책에서 소개하려고 한다. 이 사례들을 통해 의료관광 업무의 성격이 무엇이고, 의료관광 코디네이터가 어떤 식으로 일해야 하는지에 관한 핵심 사항을 파악할 수 있을 것이다. 그런 바램을 담아 의료관광 코디네이터 업무에 도움이 될 만한 사례와 나의 소견을 정리했다.

나는 환자의 치료 과정에서 일어난 일들을 이 책에 생생하게 기록했다. 슬픈 일도 있었고, 기쁜 일도 있었으며, 곤란한 일도 있었다. 환자들과 동고동락하다 보면 의료관광 코디네이터 일이 갈수록 어렵다는 생각을 새삼 하게 된다.

아무쪼록 이 책이 앞으로 의료관광 코디네이터 업무를 하려는 분들과, 현재 이 업무를 하는 분들에게 귀중한 본보기가 되었으면 한다.

덧붙여, 이 책의 사례들에 등장하는 환자분들은 개인정보 보호 차원에서 가명으로 소개했음을 밝혀둔다.

[목차]

Ⅰ. 인상에 강하게 남은 환자들 7
   1. 이전의 모습으로 되돌아가고 싶다 8
   2. 언제나 환자를 위해서 10
   3. 올리비아를 기억하며 12
   4. 까다롭기 짝이 없는 환자 15
   5. 치료 외에 챙겨줘야 할 것들 17

Ⅱ. 병원 행정과 관련된 사례 20
   1. 환자로서 치료받은 경험 21
   2. 환자에게 다른 치과 병원을 소개하다 22
   3. 환자와 보호자의 심정에 공감하다 24
   4. 불법 체류자를 조심하세요 27
   5. 어이없는 오해 30

Ⅲ. 문화적인 차이로 어려움을 겪은 사례 34
   1. 러시아에서 온 까탈쟁이 35
   2. 통역에 관한 오해 37
   3. 몸치장하기 좋아하는 환자 40
   4. 재검사에 대한 의심 43
   5. 웃음을 주의하세요 45

Ⅳ. 의료관광 마케팅 사례 48
    1. 외국인 마음으로 접근하기 49
    2. 의료 나눔 서비스 51
    3. 러시아 서부 지역 환자들에게도 관심을 54
    4. 외국인 의료진 연수 56
    5. 의료분야도 온라인 홍보 시대가 왔다 59

Ⅴ. 코로나 시대의 의료관광 62
    1. 의료관광의 코로나 사태 극복하기 63
    2. 코로나로 인한 러시아 항공 결항 사태 64
    3. 의료관광의 온라인 마케팅 시대 66
    4. 코로나 시대에도 의료 마케팅 하기 68
    5. 팬데믹을 뚫고 한국 병원에 오다 70

Ⅵ. 코로나 이후 의료관광 73
    1. 친절한 코디네이터가 되자 74
    2. 해외환자 수납의 어려움 76
    3. 쇼핑도 코디네이터 79
    4. 한국까지 지구 반 바퀴 82
    5. 캐나다에서 러시아 환자? 84

Ⅰ. 인상에 강하게 남은 환자들

의료관광 코디네이터는 국내 병원에서 치료받고자 하는 외국인 환자에게 유능한 의료진을 연결시켜주고 환자와 보호자의 국내 체류 및 관광을 지원하는 전문 직종이다.

나는 의료관광 코디네이터로서 현지 에이전시를 통해 환자를 소개받고, 치료 일정을 조율하고, 공항에 나가 환자를 마중하고, 숙소를 잡아주고, 진료를 받게 하고, 출국 수속까지 도와주는 등 환자가 한국에서 편안히 치료받을 수 있도록 통역 및 가이드를 해준다. 의료관광 코디네이터는 환자와 의료진을 이어주는 가교 역할을 한다.

나는 이런 과정에서 매우 다양한 환자들을 만났고, 그중에는 인상에 깊이 남은 환자들이 여럿 있다. 이제부터 그 분들 이야기를 하겠다.

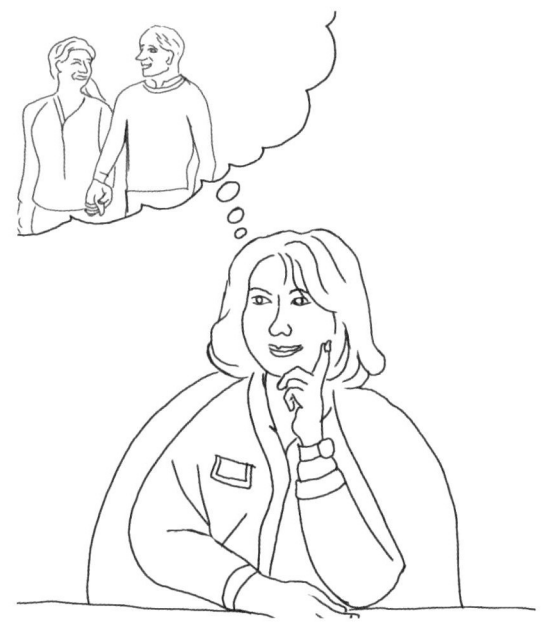

1. 이전의 모습으로 되돌아가고 싶다

이름 : 타라스
나이 : 50대
성별 : 남
국적 : 러시아(하바롭스크)

■ 내원 경로

타라스는 운동을 좋아하는 영어 교사다.

그는 10년 전부터 다리가 'O'형으로 휘어지기 시작했다. 심한 통증은 없었지만 외형상 수술을 받지 않으면 안 되는 상황이었다. 캐나다 및 미국에 거주하는 자녀들로부터 캐나다, 미국, 독일, 이스라엘 등의 병원을 추천받았지만, 결국 그는 러시아(블라디보스토크)에 위치한 한국 의료관광 에이전시의 소개로 우리 병원에서 치료받기로 결정했다.

타라스는 한국에 입국하기 전에 나에게 연락해왔다. 일반 치료가 아니라 복잡한 인공관절 수술을 받으러 가는 것이니 이전에 같은 수술을 받았던 환자의 연락처를 알려달라는 요청이었다. 나는 이전에 인공관절 수술을 받은 환자에게 전화해서 타라스에게 치료 경험을 이야기해 달라고 부탁했다.

얼마 후에 타라스로부터 또 연락이 왔다. 인공관절 수술을 받은 환자로부터 치료 경험을 잘 들었다면서 고맙다고 인사했다. 그 환자가 타라스에게 수술 결과에 만족했다고 이야기해주어서인지, 타라스는 나에게 더욱 큰 신뢰를 느낀 것 같았다.

이후에는 일사천리로 일이 진행되었다. 수술에 대한 문의는 더 이상 없었고, 입국 준비물이나 공항 픽업 등 입국 과정에 대한 연락만 주고받았다. 이처럼 환자가 입국하기 전에 환자의 안전을 보장하고 환자를 안심시키는 등의 '입국 전 업무'가 중요하다.

■ 치료 과정

타라스가 입국하는 날에는 내가 직접 인천국제공항에 마중하러 나갔다. 타라스와는 매우 많은 연락을 주고받았지만, 얼굴만 보면서 통화했기 때문에 그의 다리 상태가 어떤지는 몰랐다. 공항 터미널을 빠져나오는 타라스는 휘어진 다리로 뒤뚱뒤뚱 걷는 모습이 먼저 눈에 띄었다. 그는 운동을 무척 좋아해서, 첫 외래 상담 시 의료진에게 자기가 운동하는 모습을 찍은 동영상을 보여주었다. 휘어진 다리로 샌드백을 치는 모습이 인상적이었다. 아마도 그는 캐나다에 사는 아들처럼 무에타이를 배우고 싶었던 것 같다. 그가 이 동영상을 보여준 것은 이전의 모습

8 외국인이 본 한국 의료관광

으로 되돌려달라는 무언의 요구인 듯했다. 모든 환자들은 이전의 모습으로 돌아가기를 희망한다. 그도 여느 환자와 다르지 않았다.

타라스는 참 친절한 환자였다. 다른 환자들은 보통 자신들이 챙겨온 간식거리를 혼자서만 먹는다. 하지만 타라스는 간호사와 물리치료사에게 자신의 초콜릿을 나눠주며 늘 웃음을 지었다. 자신의 몸을 돌봐주는 것에 대한 작은 감사의 표시였다. 그의 이런 작은 배려에 우리는 소소한 보람을 느꼈다. 또한 외국인이라서 외우기 어려웠을 텐데도 간호사나 물리치료사의 한국 이름을 용케도 기억해서, 만나면 꼭 이름을 부르며 "굿모닝." 하고 인사했다.

그는 우리 의료진의 장점에 대해 말하곤 했다. 그는 친절한 병원, 간호사들의 환한 미소, 우수한 물리치료 시설, 인간미 넘치는 의료진을 칭찬했다. 그의 칭찬은 그를 돌보는 코디네이터는 물론 의료진들도 즐겁게 했다.

그의 긍정적인 태도는 치료에 도움이 되었을 뿐만 아니라 같이 일하는 사람마저 일에 대한 긍지를 갖게 만들었다. 물론 간호사들의 영어 실력이 부족해 타라스와의 소통이 원활하지 않았다는 점이 흠이었지만, 훈훈한 분위기를 유지하는 데 방해가 될 정도는 아니었다.

결과적으로 그는 양측 무릎의 인공관절 치환 수술이 잘 이루어져서 키도 커지고 자신감도 높아졌다. 회복도 잘 되어 다시 정상적인 모습으로 되돌아갔다. 그리고 본국에 돌아가 우리에게 뛰는 모습을 영상으로 찍어 보내주었다. 우리는 영상을 통해 그의 만족과 우리의 보람이 서로 교차되고 있음을 느꼈다.

타라스는 개학 후 학교에 출근했더니, 방학 동안에 키도 훨씬 커지고 젊어진 자신의 모습을 학생들이 알아보지 못했다고 자랑했다. 무엇보다 그는 만나던 여자친구에게 청혼해서 재혼에도 성공했다고 한다. 치료가 끝나고 본국에 돌아가서 1년 반이 지난 뒤에도 그는 의료진에게 감사의 메일을 보냈다. 그런데 의료진으로부터 답장을 못 받았다고 한다. 그는 "의사 선생님들은 의학 영어는 잘하지만 일상 영어는 못 하더라고요."라며 웃음을 지었다.

■ 제언

환자가 긍정적이고 친절한 분일 경우 코디네이터를 비롯해 같이 일하는 의료진들은 조금이라도 더 좋은 의료 서비스를 제공하고 싶은 마음이 든다. 이러한 병원 관계자의 마음은 분명히 환자의 치료에 결정적인 도움이 될 것이다. 환자의 입장에서도 이러한 훈훈한 분위기는 건강 회복을 확실히 앞당겨줄 것이 틀림없다.

병원도 사실 사람과 사람이 만나는 장소다. 비록 환자와 의사의 관계이기는 하지만 얼마든지 그 관계 이상의 교류를 할 수 있는 곳이다. 우리는 환자의 장점에 대해 공감하고, 배울 점이 있다면 배운다는 자세로 환자를 대해야 한다. 환자를 존중해주어야 환자도 우리를 존중해 줄 것이고, 이러한 훈훈한 분위기야말로 가장 강력한 의료 서비스이며 치료제라고 할 수 있다.

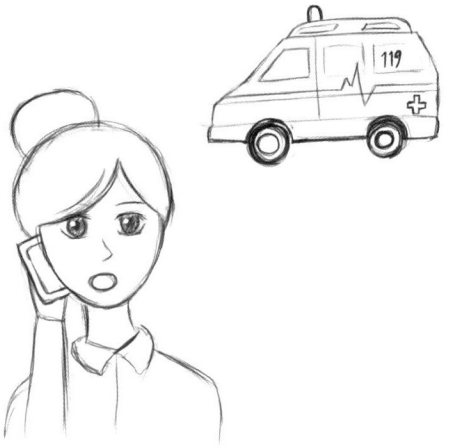

2. 언제나 환자를 위해서

이름 : 안드레이
나이 : 60대
성별 : 남
국적 : 러시아 (사할린)

■ 내원 경로

안드레이는 맥박 불규칙, 가슴 통증 등으로 검진을 받으러 한국에 왔다. 나는 그를 공항에서 픽업해서 병원 앞 모텔까지 안내하면서 병원 일정과 주의 사항을 설명했다. 다음 날 그는 건강검진을 받았고, 나는 그에게 저녁을 먹을 수 있는 식당을 소개한 후 헤어졌다.

그런데 새벽 3시쯤에 안드레이에게서 연락이 왔다. 한창 잠들어 있던 나는 전화를 받지 못했고, 새벽 4시쯤에 깼을 때 핸드폰을 보니 '부재중 전화'가 떠 있었다. 곧바로 전화했더니 안드레이는 몸 상태가 급격히 안 좋아져서 약을 사달라고 요청하는 것이었다. 그의 이야기를 들어보니 상황은 단순히 진통제를 먹고 해결될 문제가 아니었다. 곧바로 응급실과 119로 연락하고 그가 묵고 있던 모텔 사장에게도 전화해서 그를 급하게 이송할 준비를 했다.

■ 치료 과정

안드레이는 모텔 바닥에 쓰러진 채 온몸의 통증으로 꼼짝도 하지 못하는 상태였다. 그는 곧바로 응급실로 이송되었고, 전날의 검진 결과를 통해 심장협착증이 있는 것으로 확인되었다.

응급 상황이라서 심장내과 담당 의료진을 곧바로 호출해서 새벽에 긴급 시술에 들어가야 했다. 담당 교수는 즉시 도착했고 환자 동의하에 심장 시술이 진행되었다. 안드레이의 심장 혈관에는 스텐트 두 개가 삽입되었다. 심장 혈관 두 군데에서 협착증이 심해서 혈액 순환이 안 되고 있었기에, 언제 갑자기 심장이 멈춰도 이상하지 않은 상태였다.

그 뒤에 안드레이는 안정을 되찾았고 6개월치 약을 받아서 퇴원했다. 그리고 지금까지 건강한 몸으로 잘 지내고 있다.

이후로도 안드레이와는 긴밀한 관계를 유지하고 있다. 심장 시술을 받은 환자들은 6개월에 한 번씩 검진과 약 처방을 받아야 하므로 정기적으로 한국에 오고 있다. 코로나19 탓에 한국에 오지 못하기 때문에 검사 및 약 처방을 본국에 받고 있다.

■ 제언

의료관광 코디네이터는 결코 만만한 일이 아니며, 책임감도 막중하다. 해외 환자를 유치한 이상, 24시간 환자들을 위해서 연락받을 준비를 하고 있어야 한다. 그것이 새벽이든 한밤중이든 상관없다.

또한 통번역만 잘하는 것으로도 부족하다. 환자가 처한 상황에 따라서는 재치와 순발력도 필요하다. 만약 내가 구태의연하게 환자의 요구만 들어주는 코디네이터였다면, 안드레이는 모텔에서 더 큰 문제가 생겼을 수도 있다. 이처럼 촌각을 다투는 위급 상황은 얼마든지 일어날 수 있고, 그때마다 신속한 판단으로 적절한 대처를 할 줄도 알아야 한다.

사실상 안드레이는 나를 생명의 은인으로 생각하고 있다. 그래서인지 환자와 코디네이터라는 관계를 떠나 10년 동안이나 서로 가족처럼 지내고 있다. 당연히 그를 통해서 다른 환자들을 소개받기도 한다.

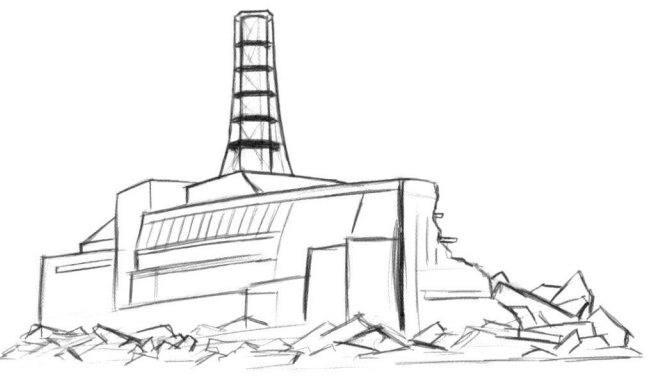

3. 올리비아를 기억하며

이름: 올리비아
나이: 30대
성별: 여
국적: 러시아 (블라디보스토크) (우크라이나 출신)

■ 내원 경로

올리비아는 블라디보스토크의 에이전시를 통해 우리 병원을 소개받고 나에게 연락을 주었다. 그녀는 젊고 아름다운 여성이었다. 결혼한 지 5년 되었고 귀여운 딸이 있었다. 한국에서 유방암 2기 진단을 받았고, 어려운 형편이었지만 남편의 노력으로 입원하게 되었다.

■ 치료 과정

올리비아는 수술이 가능하다는 의료진의 말에 무척 기뻐했다. 수술이 가능하다는 말은 곧 일상으로 되돌아갈 수 있다는 것을 의미하기 때문이다. 오래 살 수 있다는 희망에 그녀는 성형수술까지 받기로 결정할 정도로 새로운 삶에 대한 기대에 부풀어 있었다.

올리비아는 정말 발랄하고 순수한 사람이었다. 마침 병동에는 올리비아와 같은 도시에서 온 여성 암 환자가 있었는데, 둘은 금세 친구가 되어 서로 위로하고 격려해주는 사이가 되었다. 나중에는 함께 쇼핑과 관광도 했다.

수술은 잘 되었고 종양도 깨끗하게 제거되었다. 오히려 성형수술을 한 부분의 관리가 더 어려울 정도였다. 환자는 외래로 항암 치료를 몇 번 받은 뒤 귀국했고, 이후로도 검사를 받으러 정기적으로 한국을 방문했다.

어느 날 검사를 받기 위해 한국에 온 올리비아는 때마침 같은 병동의 친구와 다시 만났고, 둘이서 초조하게 검사 결과를 기다리고 있었다. 마침내 호명된 올리비아는 의사를 만나기 위해 상담실로 들어갔다.

상담실은 마치 회의실처럼 꾸며져 있었는데, 스크린을 통해 의사의 설명이 이어졌다. 올리비아의 눈은 스크린 영상에 집중하고 있었는데, 긍정적인 검사 결과에 눈을 반짝이며 행복해했다. 이제는 1년에 한 번만 와서 검사를 받아도 될 정도로 완치에 가깝다는 의사의 설명에 그녀는 눈물을 글썽였다. 그녀는 대기실에서 기다리던 친구와 얼싸안으며 기뻐했고, 나는 그 모습이 지금도 잊혀지지 않는다.

올리비아는 그 후로 몇 차례 더 검사를 받기 위해 한국에 왔다. 그리고 2년이 지난 어느 날 올리비아가 검사 날짜에 오지 않았다. 다른 바쁜 일이 생겼을 것이라고 생각했는데, 나중에 다른 분을 통해 올리비아의 소식을 들을 수 있었다.

올리비아가 사망했다는 소식이었다. 연락해준 사람도 올리비아와 비슷한 병력의 환자였는데, 그녀는 다음 번에 자기가 죽을 차례라며 울먹였다. 나는 정말 그때 무슨 말을 해야 할 지 막막했다. 다만 아내의 수술과 치료를 위해 그토록 헌신했던 올리비아의 남편 얼굴이 떠올랐다. 그분에게 위로의 말을 전하고 싶었다.

■ 제언

몇 달이 지나도 올리비아의 모습이 머릿속에서 떠나지 않았다. 나는 그녀의 차트를 보며 무엇이 잘못된 것인지 면밀히 살펴보았다. 여러 가지 정황으로 보아 그녀는 체르노빌 원전 사고의 희생자임을 알게 되었다. 올리비아의 명복을 빈다.

환자는 고객 이상의 의미가 있다. 환자의 좌절과 기쁨은 곧 나의 기쁨이고 좌절인 것이다. 같이 어려움을 공감하고 기쁨을 공유하려면 우리는 환자를 단순히 고객 이상의 의미로 내 가족과 같은 마음으로 대해야 한다. 환자를 따뜻하게 바라볼 줄 아는 인간성을 키울 필요가 있다. 나는 올리비아 사례를 통해 의료관광 코디네이터 분들에게 다음과 같은 말을 강조하고 싶다.

- 코디네이터는 의료진의 말을 그대로 전달해주기만 하는 단순한 통역사가 아니다. 환자의 심리를 파악하고 응급 상황을 판단해서 의료진과 협의할 수 있을 정도의 의료 지식과 상담 능력이 있어야 한다.
- 환자의 심리적 측면을 돌볼 줄 알아야 한다. 환자는 낯선 곳으로 치료를 받으러 온 사람이다. 당연히 심리 상태가 정상일 수가 없다. 이때 절대적으로 필요한 것은 코디네이터의 세심한 상담 활동이다. 의료진의 말을 쉽게 풀어서 설명해주면서 내면적 안정감을 유지할 수 있도록 배려해야 한다.
- 올리비아의 예처럼 외국에서 온 환자들은 절대 부유한 사람들이 아니다. 치료받기 위해 한국에 온 것은 돈이 많기 때문이 아니다. 그들은 치료가 간절해서 온 사람들이다. 우리는 이 점을 잊지 말아야 할 것이다.
- 의료관광 코디네이터 일을 하다 보면, 죽음을 앞둔 말기 환자도 자주 만난다. 환자의 슬픔과 절망도 코디네이터에게 고스란히 전해진다. 특히 시한부 선고를 통역하는 경우에는 더욱 비통함을 느낀다. 하지만 코디네이터는 슬픔에 젖어 있을 새가 없다. 매번 충격을 받으면 오래 버티기 힘들다. 그러므로 코디네이터는 감정 조절을 할 줄 알아야 한다.

※ 체르노빌 원전 폭발 사고의 방사능 누출로 인한 피해

· 방사능 낙진으로 인해 유럽 전체에 걸쳐 19km2 오염.
· 체르노빌 주변국인 러시아, 벨라루스, 우크라이나의 오염 규모는 15km2.
· 벨라루스 전 국토의 22%가량이 방사능에 오염.
· 우크라이나 삼림 중 40%가 방사능에 오염.
· 우크라이나와 러시아 아이들의 갑상선암 발병 사례가 급격히 증가.

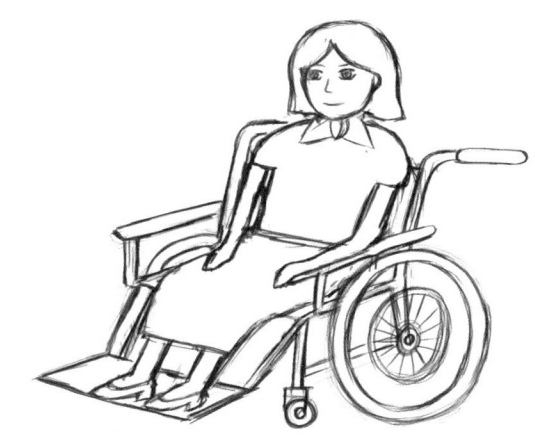

4. 까다롭기 짝이 없는 환자

이름 : 니고라
나이 : 50대
성별 : 여
국적 : 타지키스탄 (두샨베)

■ 내원 경로

니고라는 어렸을 때부터 선천적인 질병으로 인해 육체적인 활동을 잘 못하고 주로 책만 보며 지내는 실내 생활에 익숙했다. 자연스럽게 공부를 좋아하게 되어서 현재는 본국에 있는 국립 병원에서 교수로 활동하고 있다.
니고라는 한국에 살고 있는 친척의 추천으로 우리 병원에서 고관절 수술을 받기로 했는데, 입원 한 달 전부터 나에게 상당히 까다로운 질문들을 많이 해왔다.

■ 치료 과정

고관절 환자는 수술받은 후에 도수치료실에서 물리치료사의 지도하에 걷기 연습을 해야 한다. 그리고 병실에서도 시간이 날 때마다 혼자서 걷는 연습을 열심히 해야 회복이 빠르다.

그런데 니고라는 걷기 연습을 좀처럼 하려 들지 않았다. 그녀는 자신에게 의료진들이 무언가를 해주기만 바랄 뿐, 스스로 노력하려는 마음이 없었던 것이다. 그녀는 병상에 누워만 있으려고 해서 의료진들에게 걱정을 끼쳤다.

급기야 나는 니고라를 위해 운동 방법을 설명하는 책자를 러시아어로 일일이 번역하고 건네주기까지 했는데도, 그녀는 전혀 따르지 않았다. 심지어 그녀는 화장실에 가려고 침대에서 일어날 때나 양말을 신으려고 몸을 일으킬 때마다 코디네이터를 불러서 다리를 바닥으로 내려달라고 시키기까지 했다.

이런 식으로 그녀는 스스로 행동하려는 일이 거의 없었다. 간호하는 사람들에게 자꾸 안겨서 이동하려고 하는 등 여간 엄살을 피우는 것이 아니었다.

또한 코디네이터에게도 생리대와 같은 개인 위생상의 문제들을 빈번히 부탁하곤 했는데, 이는 나에게 상당히 당혹스러웠다. 게다가 통역에도 의심이 많아서 끊임없이 통역 내용을 확인하려 들었고, 병원 치료비에 대해서도 입원 전에 알려준 비용과 여러 번 대조하면서 세목들을 아주 꼼꼼히 챙겨서 질문했다.

이렇게 이 환자는 까다롭고 의존적인 면이 많아서, 환자의 친척들조차도 자주 병문안 오지 않을 정도였다.

■ 세언

니고라와 같이 상당히 까다로운 환자들은 얼마든지 있다. 이런 환자들을 대할 때는 무엇보다 이전에 상담했던 내역들을 꼼꼼히 챙겨놓아야 한다. 사전에 상담했던 문자들과 진료 기록들을 잘 보관하고 상담 시 메모를 잘 작성해서, 나중에 비용 등 차이 나는 부분들을 비교·설명할 수 있어야 한다.

니고라와 같은 여성이면서 의존성이 매우 심한 환자에게는 치료 규칙과 환자로서의 의무를 분명히 알려주어야 한다. 애초에 이런 점을 건너뛰고 치료를 시작하면 입원 기간 동안에 의료진이 상당히 괴로워질 수 있다.

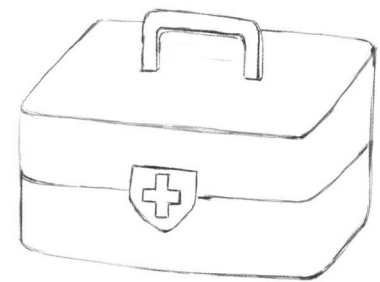

5. 치료 외에 챙겨줘야 할 것들

이름 : 드미트리
나이 : 40대
성별 : 남
국적 : 러시아(블라디보스토크)

■ 내원 경로

드미트리는 블라디보스토크에 위치한 에이전시의 의뢰를 받고 유치한 환자다. 그는 아내와 함께 한국에 입국했다. 드미트리는 선원이어서 화물선을 타고 6개월 이상 바다에서 보내는 경우가 많았다. 아무래도 외항선을 타면서 불규칙한 생활을 보내는 탓에 식사를 제때 하지 못해 만성 소화불량을 달고 사는 등 위 건강이 악화되었다. 결국 본국에서 위궤양 진단을 받았고, 한국의 병원에서 정밀 검사를 한 결과 위암 3기로 밝혀졌다.

■ 치료 과정

드미트리는 위 부분 절제 수술을 했고 항암 치료도 계속 받기로 했다. 러시아의 병원과 달리 한국에서는 외과와 내과 치료만 하는 것이 아니라, 암 환자를 위한 영양 및 위생 관리 상담까지 받을 수 있어서 환자에게 더 유익했다. 드미트리는 상담과 치료가 진행되는 내내 열심히 메모하면서 자신의 치료에 적극적이었다.

항암 치료 과정은 지루하고 긴 기간이 소요되기 때문에, 드미트리는 1차 항암 약물을 받고 러시아로 귀국했다. 나는 드미트리와 그의 아내에게 귀국하기 전에 항암 치료 부작용 관리 방법을 설명해주었다. 특히 그의 아내에게 자세히 설명해주었는데, 이는 보호자도 항암 치료 과정을 자세히 알고 있어야 하기 때문이다. 항암 치료 과정에서는 구역질, 현기증, 우울증이 찾아오기 때문에 보호자의 이해가 반드시 필요하다. 그런데 그의 아내는 러시아에서 동종요법(homeopathy)을 사용하겠다고 말했다. 그녀는 동종요법 치료를 다른 환자에게도 권하는 등 민간요법에 적극적인 사람이었다. 앞에서 소개한 올리비아 환자에게도 블라디보스토크 현지의 동종요법 테라피스트를 추천해준 적이 있을 정도다. 나는 의료진과 상의한 후, 큰 부작용이 없는 한 동종요법을 사용해도 좋다고 대답해주었다.

드미트리는 치료를 위해 한국을 여러 번 방문했다. 한국에서 치료받을 때 그가 생일을 맞이하면 병원에서 생일 파티도 해주었다. 드미트리는 병원 측에서 마련해준 축하 카드와 케이크를 바라보며 무척 행복해하는 모습이었다.

사실 외국 환자들은 주로 연말에 찾아오는 경우가 많다. 그러다 보니 치료 기간이 크리스마스나 신년 시즌과 겹치기 마련이다. 이런 점을 감안해서 기념일이나 생일에 적절한 파티를 마련해주면 환자들은 타국에서 치료 이상의 힘을 얻곤 한다.

■ 제언

암 환자들은 영양 상담뿐 아니라 심리 상담도 매우 중요하다. 특히 장기적인 항암 치료를 해야 할 경우 보호자의 심리 상담도 같이 해주어야 한다. 환자가 스스로 견디며 버틸 수 있도록 보호자의 격려와 정신 무장이 필요하기 때문이다. 코디네이터는 이런 점을 감안해서 보호자에게도 각별히 상담을 해주어야 한다.

많은 러시아 환자들이 주로 암 치료를 위해 방문한다. 암 환자들의 정신 상태는 상당히 쇠약하다. 이럴 경우 코디네이터는 환자를 여러모로 응원해줄 필요가 있다. 심리 상담은 물론이고 러시아의 각종 기념일이나 환자의 생일 등을 챙겨줘서 그들이 타국에서 용기를 얻을 수 있도록 세심히 배려해야 한다.

외국 환자들은 이따금 한국 의료진이 처방한 약 외에도 본국에서 처방한 약을 혼용해서 먹거나, 이상한 민간요법 등을 이용한 약을 먹기도 한다. 이럴 경우 약 효능이 급격히 떨어지고 부작용의 우려까지 있다. 따라서 환자들이 한국에서 처방받은 약을 성실히 복용하고 있는지도 수시로 체크해줘야 한다. 그러지 않으면 효능이 떨어지고, 그 결과 한국 의료진에 대한 불신으로 이어질 수도 있다.

[러시아 속담 1]

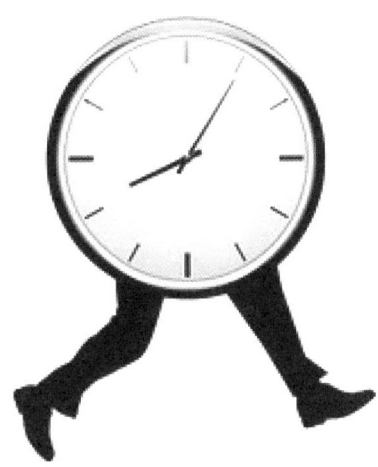

오늘 할 수 있는 일을 내일로 미루지 마라.

해야 할 일이라면 지금 당장 해야 한다. 게을러서는 안 된다. 자꾸 미루다 보면 할 일이 계속 쌓이게 되고, 그러다 보면 그 일을 아예 끝내지 못하거나 그 일을 끝내는 데 상당한 노력이 들게 된다.

Ⅱ. 병원 행정과 관련된 사례

외국인 환자가 한국에서 무사히 치료받고 돌아가기 위해서는 의료관광 코디네이터가 해주어야 할 일도 많지만, 그에 못지않게 병원 행정 측에서 해주어야 할 일도 많다. 환자 이송을 위한 수속, 출입국을 위한 비자 발급 절차, 관광 일정을 세우기 위한 외부 기관과의 조율 등 각종 보고서와 서류 작업을 병원 행정 측에서 담당한다.

의료관광 코디네이터는 병원 내의 모든 부서와 긴밀한 관계를 구축해야 한다. 병원 내에서 의사소통을 잘해내고 영향력이 높은 코디네이터는 환자의 치료 면에서 행정 측과 의료진의 협조를 더욱 잘 받을 수 있기 때문이다.

환자의 치료 스케줄을 원활히 조정하거나 의료진들이 환자를 더욱 면밀히 살피도록 만드는 것은 코디네이터의 역량에 달려 있다. 이는 코디네이터의 성장을 위한 길인 동시에, 환자를 위한 길이기도 하다.

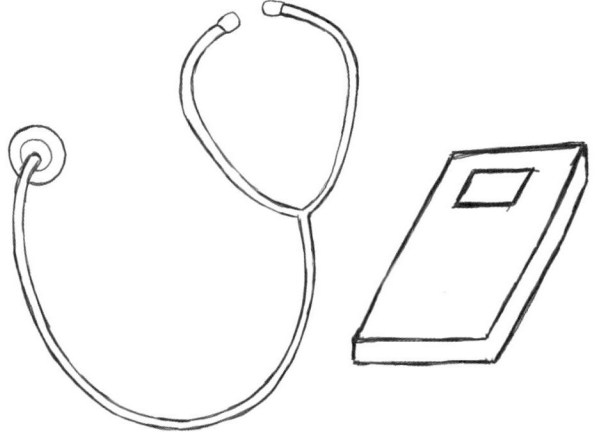

1. 환자로서 치료받은 경험

■ 내원 경로

나는 병원에서 일하지만 간혹 필요하면 다른 병원으로 진료 받으러 가기도 한다.

그날도 다른 병원에서 진료를 받고 있었다. 그 병원 역시 해외 환자 유치 사업을 하는 곳이라 의료관광 코디네이터가 근무하고 있었다. 검사 후 진료실에서 원장님과 대면하게 되었는데, 원장님은 내가 외국인임을 깨닫고 러시아어 통역 코디네이터를 찾았다. 나는 한국어를 잘 알아 듣기 때문에 통역사까지는 필요 없다고 했는데도, 원장님은 통역사를 원하는 눈치였다. 내가 유창하게 한국어를 할 줄 알며 진료 내용에 대해서 만약 모를 경우에만 도움을 받겠다고 하자, 원장님은 그때서야 통역사를 부르지 않았다.

■ 치료 과정

나를 진료해준 의사를 환자의 입장에서 살펴보니 새삼 의료 통역사의 역할이 중요하다는 점을 알 수 있었다. 우선 그 의사는 외국인 환자가 자신의 상태를 자기 모국어로 정확히 이해해야 상담의 효과가 크다는 사실을 잘 알고 있었다. 또한 그 의사는 의료 코디네이터에게 상담의 대부분을 의존함으로써 자신이 치료에만 집중할 수 있다는 사실도 깨달은 듯했다. 그래서 그 의사는 핵심 내용만 간략히 설명하고 나머지 자세한 상담을 코디네이터에게 맡기려고 했다.

반면에 내가 또 다른 병원의 외래 진료를 갔을 때는 약간 달랐다. 그 병원도 의료관광 코디네이터가 있는 병원이었지만, 내 담당 의사는 코디네이터를 부르려고 하지 않았다. 그래서 나는 병원 관계자에게 외국인 통역 지원이 되는지를 물어보기까지 했다. 그 병원에서는 통역 코디네이터가 있다고 분명히 대답해주었다.

이러한 점을 통해 의료 코디네이터가 그 병원에서 어느 정도의 업무 영향력을 지니고 있는지 판단할 수 있다. 만약 의사들이 의료 코디네이터를 신뢰했다면 내가 처음에 진료 받았던 병원처럼 의사가 적극적으로 코디네이터를 부르려고 했을 것이다. 그러나 환자와의 의사소통이 제대로 되지 않거나 코디네이터의 능력이 부족하다면, 의사는 코디네이터를 찾지 않을 것이고 코디네이터는 병원 내에서 그다지 좋은 평가를 받지 못할 것으로 생각한다.

■ 제언

의료 코디네이터는 통역사 이상의 역할을 해야 한다. 의사들은 환자가 자신의 진단과 치료에 대해 모국어로 제대로 이해하기를 원한다. 또한 의사들은 외국인 환자의 생각과 느낌을 한국인의 감각으로 이해하기를 바란다. 따라서 환자와의 의사소통이 부족하다고 느끼면 의료 코디네이터를 신뢰하지 않을 것이다.

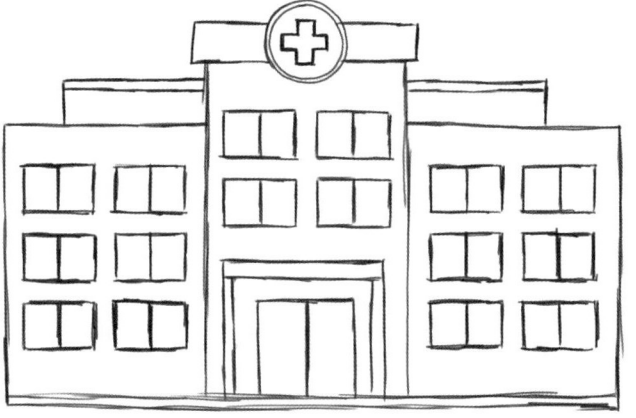

2. 환자에게 다른 치과 병원을 소개하다

■ 내원 경로

우리 병원에서 치료를 받았던 환자에게서 종종 다른 병원도 추천해달라는 부탁을 받기도 한다. 대개 치과 병원을 문의하는 경우가 많은데 이럴 경우 나는 내가 알고 있는 치과 병원을 추천해주곤 한다.

■ 치료 과정

마침 어느 치과 병원에서 무료 검진 행사를 열고 있어서, 치과 문의를 했던 환자에게 그 병원을 소개했다. 환자는 내 추천을 믿고 그 병원을 방문했다. 그 병원에도 러시아어 통역 코디네이터가 있었기에, 나는 환자의 상태 및 치료 희망 사항 등을 그 코디네이터에게 전달했다. 그런데 그 치과 병원은 내가 추천한 환자에게 별다른 치료도 안 해주고 약 처방도 해주지 않았다. 환자는 입 안에 염증이 있었는데, 의사가 큰 문제가 아니라고 판단했는지 아무런 처방도 해주지 않고 '증상을 지켜보자'고 말한 것 같다. 그런데 해외에서 오신 환자의 입장에서는 그것이 불만이었다.

외국인 환자는 치료를 받기 위해 국경을 넘어 멀리서 온 환자이기 때문에, 아무런 결과물 없이 병원을 나서는 것을 전혀 납득하지 못하는 법이다. 더구나 한국에 머물 수 있는 기간에는 한계가 있기 때문에 '증상을 지켜보자'는 말에는 더더욱 납득하지 못한다. 그러므로 겉으로 보기에 아무런 이상이 없거나 매우 간단한 증상이라도 적극적으로 무언가 가시적인 처치나 처방을 해주어야 환자들이 납득할 수 있다. 내가 추천한 환자도 그 치과 병원에서 간단한 일반 소염제라도 처방받았다면 아무런 불만이 없었을 것이다. 하지만 아무런 처치도 받지 못한 그 환자는 당연히 나에게 연락해서 다른 병원을 소개해달라면서 조금 볼멘소리를 했다. 나는 부랴부랴 다른 병원을 다시 추천해주었고, 다행히 그 병원에서는 환자에게 만족스러운 치료를 해주었다.

■ 제언

의료관광 코디네이터는 환자를 위해 다양한 병원 네트워크를 가지고 있어야 한다. 환자는 담당 코디네이터의 병원뿐 아니라, 다른 증상으로 종종 병원을 문의하는 경우가 있다. 이럴 경우 코디네이터는 해당 병원의 통역사 배치 여부와 담당 의료진의 능력 등을 평소에 잘 파악해놓고 필요 시 추천해줄 수 있어야 한다.

추천한 병원의 의료진에게는 환자의 요구 사항을 사전에 잘 전달해야 한다. 경우에 따라서는 의료진에게 자세히 설명할 필요가 있다. 환자가 다른 병원에서 아무 처방도 못 받고 빈손으로 오는 일이 결코 없도록 해야 한다. 환자가 그병원에서 실망을 느끼면, 병원을 추천해준 코디네이터를 신뢰하지 않게 될 것이다.

3. 환자와 보호자의 심정에 공감하다

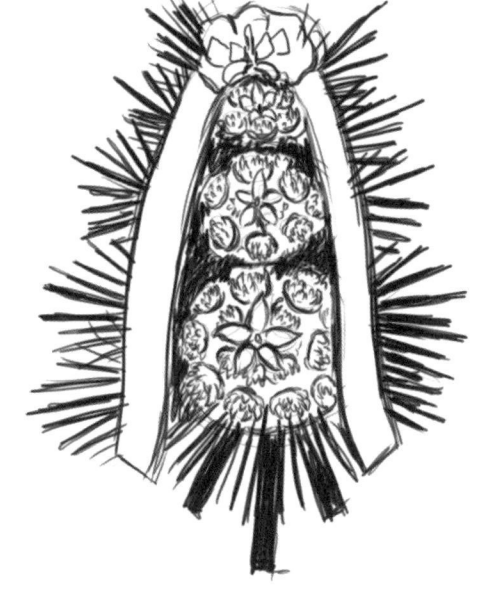

이름 : 블라디미르
나이 : 60대
성별 : 남
국적 : 러시아(사할린)

■ 내원 경로

블라디미르는 보호자인 아내와 함께 입국했다. 코로나 사태가 벌어지기 전까지만 하더라도 러시아인은 한국에 무비자로 입국할 수 있었고, 블라디미르도 무비자로 입국한 케이스였다. 하지만 90일 이상 치료받는 경우에는 의료관광 비자를 신청해야 하며, 이에 대한 절차를 수행하는 것도 코디네이터의 업무다.

덧붙여, 코로나 사태 이후로는 러시아 환자가 한국에 입국할 때 비자가 무조건 필요하다. 응급수술, 암 환자, 재입원, 재수술 등의 사유를 가진 환자가 비자 발급 대상이다.

나는 인천공항에 직접 마중 나가서 블라디미르의 얼굴을 살펴봤는데, 안색이 많이 안 좋았다. 간에 문제가 생긴 환자는 첫 대면부터 확연히 눈에 띌 정도로 증상을 단번에 알아차릴 수 있다.

병원에 도착하자마자 나는 블라디미르를 입원시켰고, 의사는 회의적이었지만 나름대로 최선을 다해 환자에게 희망을 주려고 노력했다. 하지만 입원한 지 3개월 만에 환자는 한국병원에 사망하고 말았다.

■ 사후 경과

러시아에서는 한 달 안에 사망할 환자였지만, 석 달 정도 한국에서 치료받으며 더 연명했다. 어느 정도 예상은 했지만 막상 사망 소식에는 많이 놀랐다.

병원으로 보호자인 아내가 와서 상담실에서 의사와 함께 사후 처리에 관해 논의했다. 보호자는 의외로 담담해 보였다. 보호자는 의사가 최선을 다했다는 사실을 이해했는지 석 달을 더 살았다는 점에서 위안을 얻는 눈치였다.

얼마 후 장례 회사에서 직원이 찾아왔다. 나는 장례 절차에 대해 통역해야 했는데 눈물이 나서 거의 통역할 수 없었다. 보호자도 울지 않았는데 나는 이상하게 눈물을 참지 못했다. 아마도 나는 환자가 입국해서 석 달간 세 번의 수술을 포함한 치료 과정을 옆에서 쭉 지켜보았던 탓인지 그에 대한 심정이 각별했던 것 같다. 모든 어려운 과정을 함께 겪으며 쌓아왔던 감정들이 한꺼번에 터져 나왔다. 옆에 계시던 팀장님이 화가 나서 통역을 제대로 하라고 지적할 정도였다. 겨우 통역하다가 울음을 그쳤지만 참 곤혹스러운 광경이었다.

그런데 이 일을 계기로 병원 측에서는 내가 단순한 통역 역할에 그치지 않고, 환자의 심정에 공감하고 진심을 담아 환자를 위로하면서 환자의 입장에서 성실히 도와주고 있었다는 사실을 깨닫게 된 것 같았다.

코디네이터가 의사의 말만 기계적으로 전달하는 데 그치지 않고 환자와 보호자의 마음까지 공감해준다면, 만에 하나 환자가 사망해도 보호자는 큰 분노나 불만을 터뜨리지 않는다. 환자를 위해 최선을 다했다는 병원 측의 진심이 코디네이터의 따뜻한 마음을 통해 보호자에게 그대로 전해지기 때문이다. 그러면 보호자는 환자의 사망이 병원 측의 잘못이 아니라고 납득할 수 있기에 병원 측에 책임을 전가하지 않고, 죽음에 대한 이유도 따져 묻지 않으며, 값비싼 치료 비용에도 이의를 제기하지 않고 그대로 받아들여준다.

그런 점에서 나는 환자의 마음을 공감해주는 커다란 역할을 하고 있는 사람으로 병원 내에서 인정받았다고 생각한다.

1년 후에 보호자로부터 연락이 왔다. 남편의 첫 번째 기일을 맞아 안부 전화를 해온 것이다. 보호자는 더 이상 남편이 없다는 사실을 이제 담담히 받아들인 것 같았고, 나도 마음의 짐을 어느 정도 내려놓을 수 있었다.

코디네이터는 환자와 밀접한 감정을 나누는 사람이며, 환자에게 병원 측의 진심을 전달해줄 막중한 책임이 있는 사람이다. 이 점을 모든 병원 관계자들이 알아주었으면 좋겠다.

■ 제언

코디네이터는 환자와 심정적으로 공유하는 면이 많아야 한다. 환자는 단순히 고객 그 이상의 의미를 갖는다. 환자들은 고통스러운 삶을 개선하기 위해 나를 찾아온 사람이다. 입장을 바꿔서 내가 아프고 약해졌을 때 나를 도와주는 사람이 어떤 존재로 보이는지 생각해보자. 항상 입장을 바꿔 생각할 필요가 있다. 그러면 코디네이터는 환자가 미처 깨닫지 못한 부분까지 챙겨줄 수 있다.

※ 2021년 대부분의 러시아인이 사망한 원인

https://journal.tinkoff.ru/mortality-stat/

질병의 종류	2021년
심장병	20.08%
코로나 바이러스 감염	19.07%
뇌혈관 질환	11.39%
근골격계 및 결합조직 질환	5.70%
종양 (소화기계)	4.35%
호흡기 질환	2.29%

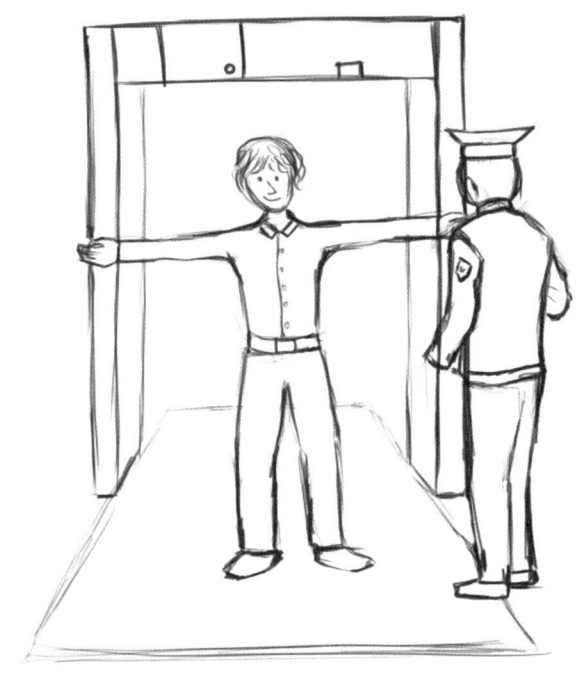

4. 불법 체류자를 조심하세요

■ 카자흐스탄에서 온 환자들

① 내가 카자흐스탄에서 열린 의료관광 박람회에 출장을 갔다가 돌아온 지 3주쯤 지난 어느 날이었다. 인천공항 출입국관리사무소에서 연락이 왔다. 우리 병원에서 치료받으려고 입국한 환자가 있는데, 그 환자가 우리 병원 명함을 보여주길래 확인차 전화했다는 것이다.

우리는 에이전시에게 미리 연락받은 바가 없었지만, 우리 국제팀장님 명함을 가지고 있는 분이었기에 일단 우리 환자라고 출입국관리사무소 직원에게 대답했다. 우리는 그 카자흐스탄 사람에게 이름과 몸 상태 등을 물어보고 공항에서 만날 약속까지 정했지만, 그 사람은 끝내 나타나지 않았다.

② 카자흐스탄의 70대 환자와 40대 보호자가 에이전시의 도움으로 모든 입국 절차를 거치고 한국에 들어왔다. 우리는 공항에 마중을 나갔는데 그 두 사람에게는 이상한 점이 있었다. 내가 알기로는 다리가 불편해서 수술을 받기로 되어 있었는데, 환자의 모습은 딱히 그렇지가 않았던 것이다. 짐이라곤 배낭 하나뿐이어서 더 의심스러웠다.

차로 이동하는 동안에는 서로 서먹서먹해 별다른 대화를 하지는 않았다. 환자는 괜스레 한국 병원에 오게 된 경위를 두서없이 말하곤 했다. 병원에 도착한 후 VIP실로 안내하고 잠시 밖에 나갔다 온 사이에 두 사람은 감쪽같이 사라졌다. CCTV를 확인해보니 두 사람은 1층 정문으로 나가 택시를 타고 도망쳤음을 알게 되었다.

■ 제언

CIS(독립국가연합) 국가 출신 중에는 불법 체류를 위해 들어오는 사람들이 많다. 무비자로 입국할 수는 없기 때문에, 그들은 치료 목적이라고 속여서 입국한다. 이럴 경우 그들은 병원의 치료 예약 확인증을 이용하는데, 이런 사람들에게 속아서 예약 확인을 해주는 일이 없어야 한다.

때로는 환자의 진단서나 치료 영상만으로는 진짜 환자인지 명확히 확인할 수 없는 경우도 있다. 그런 경우에는 환자와 여러 번 연락해서 증상이나 입원 사유를 자세히 알아봐야 한다. 제일 바람직하고 확실한 방법은 환자와 의사가 화상 통화로 상담하는 것이다. 하지만 의사가 환자 확인을 위해 일일이 이런 통화를 하기는 쉽지 않다.

※ 국가별 불법 체류자 통계(2022년 8월)

https://kosis.kr/statHtml/statHtml.do?orgId=111&tblId=DT_1B040A36

국적	불법 체류자 수(명)	불법 체류율	전체 불법 체류자 중에 차지하는 비율
합계	366,566	15.2%	100%
태국	140,363	69.9%	38.3%
중국	70,054	6.5%	19.1%
베트남	51,456	23.2%	14.0%
몽골	17,514	36.9%	4.8%
필리핀	13,053	23.0%	3.6%
러시아	11,222	18.3%	3.1%
카자흐스탄	10,393	31.7%	2.8%
인도네시아	8,192	19.0%	2.2%
우즈베키스탄	6,557	9.0%	1.8%
캄보디아	6,304	13.5%	1.7%
기타 국가	31,458	5.7%	8.6%

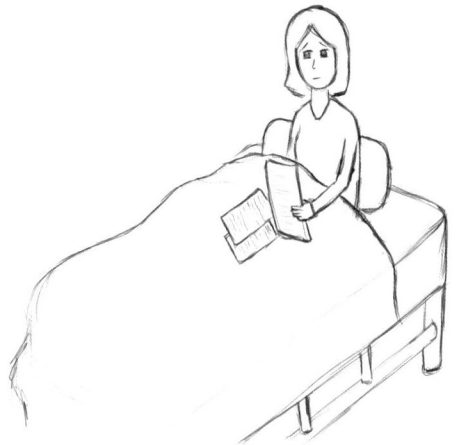

5. 어이없는 오해

이름 : 폴리나
나이 : 20대
성별 : 여
국직 : 러시아(모스크바)

■ 내원 경로

폴리나는 보호자 없이 입국했다. 암이 의심되면 가족과 함께 입국하는 경우가 대부분인데, 폴리나는 특이하게 혼자서 치료를 받으러 왔다. 그녀는 흑색종(melanoma) 검사를 받기 전에 에이전시를 통해 치료 과정에 관한 설명을 들었고, 예상 치료 비용에 대해서도 안내받았다.

■ 치료 과정

폴리나는 처음에 다른 코디네이터가 담당했었다. 혈액종양내과 교수에게 외래 진료를 받고 검사를 진행했는데, 며칠 후 악성이 의심되는 결과가 나와서 조직검사를 추가로 실시했다. 당연히 입원까지 해야 하는 상황이었다. 폴리나는 이 소식을 듣고 많이 놀랐지만 이 모든 절차에 순순히 동의했다.

하지만 환자로서는 입원 비용이 추가되고 출국 날짜 변경으로 항공료까지 다시 물어야 되니 불만이 생기기 시작했다. 게다가 조직검사를 다시 해야 하는 상황까지 벌어지고 말았다. 이 과정에서 폴리나를 담당한 코디네이터의 부탁으로 나는 조직검사를 다시 받아야 한다는 내용의 통역을 도와주었다.

처음에 나는 진행 과정을 모르고 있었기에 그저 재검사에 대한 내용만을 전달했다. 그러나 이미 폴리나는 불만이 가득 찬 상태에서 왜 다시 입원해야 하는지 등에 관해 나에게 항의했다. 나는 인내심을 갖고 치료 과정을 끈기 있게 설명해주었다. 폴리나는 결국 무사히 재검사를 받고 귀국했다.

그런데 얼마 후에 러시아의 '후기(Otzyv)'라는 포털 사이트에 우리 병원에 대한 글이 하나 올라왔다. 읽어보니 내 이름과 함께 병원 영수증 사진이 게시되어 있었다. 폴리나는 나에 대해 온갖 말도 안 되는 비난 글을 써놓았다. 수납 직원이랑 짜고 돈을 더 받았다는 둥, 교수랑 뒷거래를 해서 입원비를 빼돌렸다는 둥, 아주 어이없는 글이었다.

폴리나는 한국의 병실 요금과 재검사에 들어가는 여러 가지 비용 등을 납득하지 못했는데, 이것은 러시아와 한국의 의료 서비스 차이 때문일 것이다.

■ 제언

대부분의 러시아 환자들은 의심이 많다. 특히 의료진보다는 통역사에게 더 의심의 눈초리를 보낸다. 그래서 의료관광 코디네이터에게 꼬치꼬치 질문을 해대곤 한다.

또한 러시아 환자는 영수증을 특히 잘 챙긴다. 호텔에 돌아가서 영수증을 살펴보면서 전에 했던 검사와 비교해보고, 가격 차이가 나면 예민해져서 다음 날 그 원인을 자세하게 설명해달라고 한다.

사실 해외 환자들은 경제적으로 그다지 여유로운 형편이 아니다. 그래도 한국에서 검사받기 위해 돈을 넉넉히 준비해오는 편이지만, 생각보다 검사 비용이 많이 들어가면 마음이 불안해지는 법이다. 또한 이들은 대부분 신용카드를 가지고 있지 않다. 그러므로 수납 창구에서 돈이 모자라 쩔쩔매는 모습도 볼 수 있다.

앞서 이야기한 러시아의 '후기'라는 포털 사이트는 러시아 사람들이 많이 보는 매체다. 이런 식의 비난성 항의에 대해 국제팀에서 조금 더 신중하게 접근해서 해결해준다면, 코디네이터들은 안심하고 일할 수 있다. 국제팀에서 공식적인 답변을 통해 병원 시스템과 진료 과정

등을 자세히 해명해준다면 위와 같은 오해는 많이 해소될 것이다. 하지만 이에 대해 코디네이터 개인적인 차원에서 대응한다면 환자와 코디네이터 개인 간의 말싸움밖에 되지 않는다.

※ 러시아내 지역별 평균 급여(2020년 10월)
　　　https://www.tadviser.ru/ 0,059 루블 = 1원

번호	도시명	월급 (루블)	월급 (원)
1	모스크바시	103 100	1 747 827
2	사할린	97 400	1 651 197
3	캄차카	87 400	1 481 669
4	야쿠트스크	69 900	1 184 996
5	상페테르부르그	66 500	1 127 357
6	블라디보스토크	55 900	947 658
7	하바롭스크	54 800	929 010

※ 러시아 급여 (2022년 1월)
　　　https://take-profit.org/statistics/wages/russia/

번호	종류	월급 (루블)	월급 (원)
1	최저 급여	16 242	275 346
2	평균 월급	63 260	1 072 430
3	고도로 숙련된 근로자의 급여	48 300	818 817
4	제조업에서의 급여	61 879	1 049 018

[러시아 속담 2]

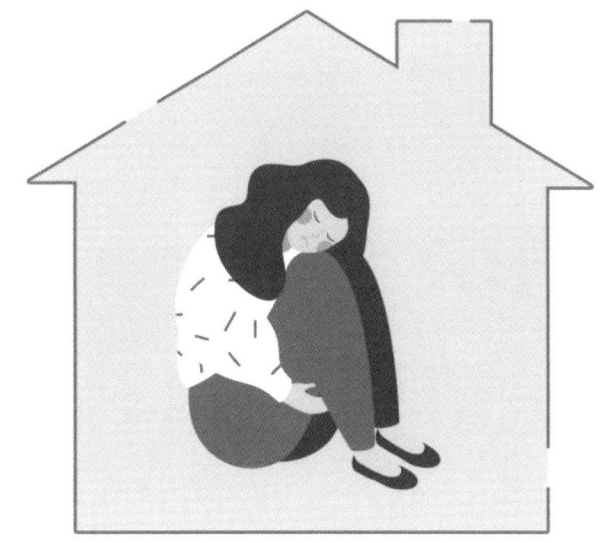

손님이 되는 것은 좋지만, 집에 있는 것이 더 좋다.

집 밖에 나가 놀거나 여행을 떠나는 것도 즐겁지만, 어디를 가든 집만 한 곳은 없다. 자신의 손으로 이루어낸 가정, 사랑하는 가족과 함께하는 집의 편안함은 어디에서도 대체될 수 없다.

Ⅲ. 문화적인 차이로 어려움을 겪은 사례

한국 환자와 러시아어권 환자는 여러 가지 면에서 차이점을 지닌다.

한국 환자는 의료진에 대한 신뢰가 비교적 강해서 의료진의 말을 순순히 잘 따르는 편이다. 하지만 러시아어권 환자는 자신의 병에 대해 인터넷에서 단편적인 지식을 찾아보고 의료진에게 따지듯이 물어보는 경우가 많다. 의료진을 쉽게 안 믿고 자신만의 방식대로 고집을 피우려고 하기 때문에 의료진이 상당히 애를 먹기도 한다.

러시아 환자의 문화적 특성을 잘 이해하고 의료진과의 의사소통을 원활히 이끌어가는 것도 의료관광 코디네이터의 중요한 역할이라고 할 수 있다.

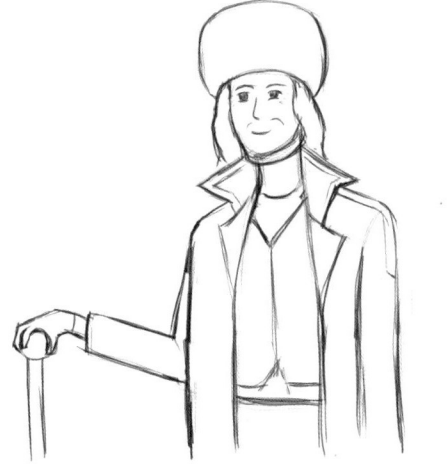

1. 러시아에서 온 까탈쟁이

이름 : 리디야
나이 : 60대
성별 : 여
국적 : 러시아 (야쿠트스크)

■ 내원 경로

리디야는 교회 회계사로서 집과 별장을 소유하고 있고, 집안일은 주로 교회에서 파견한 가사도우미가 무료로 해주고 있었다. 대체로 중산층 이상의 생활수준이어서인지 공주병 같은 거만한 기색을 보였다.

리디야는 지인의 소개로 한국 병원을 선택했고, 입국하기 두 달 전부터 전화로 진료에 관한 문의를 꼼꼼히 했다. 그녀는 수시로 문자를 보내며 아주 세세한 점까지 질문했다. 그녀는 시차를 고려하지 않고 새벽 시간에 나에게 문자를 보내 질문하기도 했고, 같은 질문을 나와 다른 직원에게 동시에 하면서 이중 확인을 하는 등 상당히 까다로운 편이었다.

■ 치료 과정

리디야는 양쪽 목발을 사용했고, 주로 휠체어로 이동했으며, 스스로 차에 오르고 내릴 때는 도움이 필요했다. 키가 172cm에 140kg의 거구였으니 공항에서 병원까지의 이동은 상상 이상으로 힘들었다. 이러한 이동의 어려움은 입원 중에도 계속되었다.

리디야는 의료진의 설명을 잘 이해하기는 했지만, 대체로 의사의 말을 따르지는 않았다. 아마도 자신이 믿는 방식으로 자기의 병을 다루려는 경향이 있었고, 그것은 평소 자기 고집대로 하려는 습성 탓인 것 같았다. 당연히 입원 기간이 길어질수록 의사와 마찰이 자꾸 빚어졌고, 이러한 상황은 의사와 환자의 중간 입장에 선 코디네이터에게는 상당한 부담으로 다가오기 시작했다.

무엇보다 리디야는 병원에서 제공하는 서비스와 제공하지 않는 서비스를 구분하지 못하는 것 같았다. 환자복을 다림질해달라는 요구까지는 그래도 참을 만했지만, 교회 손님에게서 온 택배를 가져다달라고 한다든가, 등에 오일을 발라서 십자 모양으로 그려달라는 식의 종교적인 의식을 해달라든가 하는 것도 코디네이터에게 부탁했다. 사실 이런 일은 코디네이터가 담당하는 업무가 아니다. 게다가 간병인에게 시켜야 할 일을 종종 코디네이터한테 지시하는가 하면, 일일이 침대에 누울 때마다 다리를 내려달라거나 올려달라는 부탁을 예사로 했다.

이런 까다롭고 무리한 요구가 빈번히 일어나자 간병하시던 분이 울기까지 하는 일도 벌어졌다.

■ 제언

의료관광 코디네이터는 많은 지식을 공부하는 것 이상으로, 까다로운 환자를 만났을 때 인내심을 가지고 대하는 방법도 익혀야 한다.

상대방은 보통 사람이 아니라 아픈 환자라는 사실을 명심해야 한다. 환자들은 아픈 사람이다 보니 정상적인 감정 상태가 아닐 수 있다. 이런 환자와 가족들을 대할 때는 무엇보다 인내심과 이해가 필요하다.

특히 리디야의 사례와 같은 환자는 오랫동안 몸에 밴 독선적인 태도와 공사를 구분 못하는 처신 등으로 사람들을 상당히 괴롭힐 수 있다. 이런 유형의 환자들은 결코 적은 수가 아니다. 그러므로 의료관광 코디네이터는 이런 점을 각오하고 마음의 준비를 단단히 해두어야 한다. 의료관광 코디네이터는 전문 지식을 습득하는 것만큼이나 자신의 감정을 제어하면서 서비스 행위를 원활히 할 수 있는 능력을 익히는 것이 중요하다. 며칠 동안 머리를 감지 않은 환자를 회진 시간에 맞춰 일으켜 세우면서도 심한 냄새를 참을 줄도 알아야 한다. 이것은 내가 의료관광 코디네이터를 지망하는 사람들에게 꼭 일러주고 싶은 부분이다.

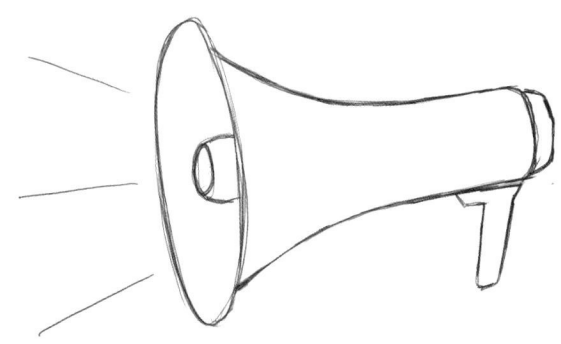

2. 통역에 관한 오해

이름 : 지나
나이 : 60대
성별 : 여
국적 : 카자흐스탄 (알마티)

■ 내원 경로

지나는 갑상선암을 치료받기 위해 아들과 함께 한국에 왔다. 아들이 어머니를 극진히 보살피는 모습이 인상 깊었다. 카자흐스탄은 한국처럼 효도의 전통이 강해서 친숙하게 느껴졌다. 그런 점 때문에 왠지 더 친절하게 지나를 대하게 되었고, 하나라도 더 신경을 쓰려고 노력했다.

■ 치료 과정

갑상선 수술 후 담당 의료진은 지나의 성대 신경이 손상되었다고 설명해주었다. 의사의 설명에 나는 몹시 당황했다. 성대 신경이 손상되면 목소리가 제대로 안 나오고 회복이 어렵다는 사실을 나는 잘 알기 때문이다.

지나와 보호자에게 구체적으로 설명해주어야 하기에 나는 손상의 정도와 회복 가능성을 의사에게 자세히 물어보았다. 그런 후에 나는 지나에게 가급적 안심할 수 있도록 긍정적인 말로 통역해주었다.

그런데 다음 날 담당 에이전시로부터 예상치 못한 연락이 왔다. 지나가 통역사를 바꿔달라고 요청했다는 것이다. 나는 담당 코디네이터로서 모든 부분을 차질 없이 진행했다고 믿었고, 열성적으로 간호하는 아들의 모습 때문에 더더욱 각별히 대하던 차였는데, 이런 반응을 듣고 어안이 벙벙했다.

무엇이 잘못되었는지 에이전시에게 물어보니, 내가 전날 의사와 오래 이야기한 것에 비해 지나에게 통역한 내용이 너무나 간단해서 뭔가 불성실한 통역을 한 것 같다는 느낌을 그녀가 받았다는 것이었다. 마치 의사와 비밀스러운 이야기를 하고서 환자에게는 그 사실을 숨기고 있다고 생각하는 것 같았다. 나는 지나의 상태를 정확히 파악하기 위해 열심히 의사와 이야기한 것뿐인데, 그것이 오히려 그녀에게는 의심을 불러일으킨 셈이었다. 그리고 나는 그런 과정을 지나에게 상세히 설명하지도 않았다.

이것은 나의 실책이며, 나는 그녀가 충분히 의심할 만하다고 절실히 느꼈다.

■ 제언

나는 이후로 통역 방식에 변화를 주었다. 환자에게 조금 더 자세하게 설명해주어야 한다는 사실을 깨달은 것이다. 설령 의사가 진료 결과를 간단히 알려주었더라도, 내가 환자에게 통역해줄 때는 의사의 설명에 덧붙여 혈액 검사와 소변 검사가 어땠는지, 초음파의 결과가 어땠는지 등 더욱 자세한 부연 설명을 해주는 것이다. 의사의 간단한 대답만 기계적으로 통역해주는 것으로는 부족하다. 상세하게 통역해줄수록 환자는 코디네이터에게 고마움을 느끼고 코디네이터를 더욱 신뢰하게 된다.

한국 환자들은 긴 설명을 번거로워하는 경향이 있지만, 외국 환자들은 다르다. 외국 환자들에게는 한국 환자 대하듯 간단한 말로 통역하면 안 된다. 외국 환자들은 누구보다도 자기 질병에 대한 의료 지식이 해박한 사람들이다. 그들은 의사의 말을 통해 더 많은 것을 알고 싶어 한다. 의료관광 코디네이터는 이런 점을 감안해서 환자와 관련된 많은 의료 지식을 공부하고 자세한 설명을 해줄 수 있을 정도의 상담 능력을 갖추어야 한다.

※ 바람직한 의료 통역의 예시

의　사 : 어제 했던 피 검사, 소변 검사, 초음파 검사는 아무 이상 없이 결과가 괜찮게 나왔습니다.
통역사 : (의료진에게 다시 자세한 결과 상담 부탁 후 통역한 내용)

　　　　어제는 피 검사, 소변 검사, 초음파 검사를 했습니다. 피 검사에서는 콜레스테롤 수치가 살짝 높아요. 그런데 그 정도라면 치료할 필요까지는 없어요. 소변 검사에서는 염증 수치가 없고, 단백질 수치도 낮아요. 아주 좋은 결과입니다. 그리고 복부 초음파를 했는데 간, 신장, 췌장 등의 장기가 모두 정상입니다.

환　자 : 네, 감사합니다. 상세하게 설명해주셔서 믿음직스럽군요.

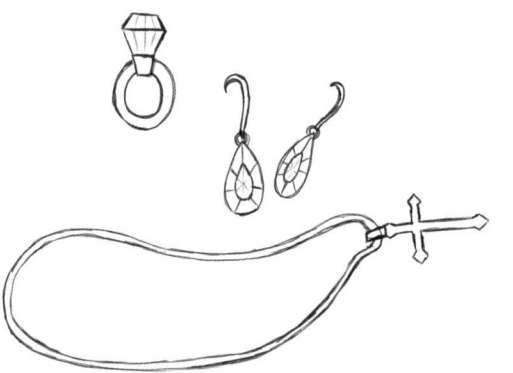

3. 몸치장하기 좋아하는 환자

이름 : 알미라
나이 : 40대
성별 : 여
국적 : 카자흐스탄 (알마티)

■ 내원 경로

카자흐스탄 환자들은 처음에 직접 병원을 고를 것처럼 여러 병원을 소개해달라고 하지만, 결국에는 에이전시가 소개하는 병원으로 선택하기 마련이다. 처음에는 무조건 전문성을 갖춘 병원을 문의하다가, 점점 진료비가 저렴한 쪽으로 알아보기 시작하고, 결국에는 스스로 판단하기를 포기하는 경우가 대부분이기 때문이다. 그 과정에서 카자흐스탄 환자들은 수많은 병원의 비용을 비교하기 때문에 어느 정도 인내력을 가지고 그들의 반응을 기다려줄 필요가 있다.

알미라도 까다로운 카자흐스탄 환자 중 한 명이었고, 에이전시를 통해 최종적으로 우리 병원을 선택하게 되었다.

■ 치료 과정

카자흐스탄이나 러시아 환자들은 자신을 과시하기 좋아하고 자신이 부자처럼 보이기를 원하는 경향이 있다. 그래서인지 병원에 올 때 불필요한 액세서리를 하는 경우가 많다. 최대한 간편한 차림으로 병원을 찾는 한국 환자들과는 다른 모습이다. 그 때문에 진료받기 전에 한참 동안 거추장스러운 액세서리를 빼내는 데 시간을 잡아먹기도 한다.
알미라도 반지 네 개, 귀걸이, 목걸이 등을 치렁치렁 매달고 병원에 왔다가 검사하기 전에 일일이 빼내느라 고생했다.

병원에 도착하는 약속 시간에 1층에 마중 나가서 혹시 미리 도착한지 로비만 아니라 대기실 까지 가서 살펴봤다. 로비에서 대기실 까지 한 눈으로 볼 수 있는 장소 딱 하나뿐이다. 그 장소에 가서 대기실 속 까지 보려고 하는데 대기실 쪽으로 보니까 밍크 코트 입은 여자가 눈에 들어왔다. 아하, 그 분이시구나 ! 미리 도착하셨네요! 반갑게 인사하로 갔다. 검진 센터에 안내해드리고 VIP 1인실처럼 생긴 탈의실에 까지 모시고 갔다. 환자복 갈아입고 나오라고 했는데 환자가 나오는 것 보고 깜짝 놀랐다. 악세사리를 안 빼고 나왔다. 복도에 다른 환자가 있기 때문에 악세사리 빼고 나오라고 한 말씀을 못 드렸는데 다시 탈의실에 환자랑 함께 들어가서 악세사리 빼고 라커에 놓고 비밀 번호 누려야한다 하며 메너 있게 비밀 번호 안 보이게 등을 돌렸다. 기다리면 시간이 안 간다는 말이 있다는걸 생각이 났다. 왜냐하면 등 돌리고 있는 시간이 엄청나게 길었다. 반지는 금방 하지만 목거리 와 귀거리 뺀 시간이 좀 걸렸다. 기다림의 끝으로 라커 잘 잠겼는지 확인을 해달라고 나갔다. 같은 시간에 오신 환자들이 기본 검사를 다 했고 저희만 남았다고 빨리 진행 하려고 하는데 환자가 너무 급하게 하지 말고 천천히 하자고 하는 소리의 두 번째로 놀랐다. 이 때는 빨리 빨리 한국 문화를 대한 이야기 들려줬다. 이렇게 검진을 오전에 끝나고 오후에 외래 상담을 진행이 됐다.

■ 제언

한국 간호사나 코디네이터 분들은 외국 환자들의 사고방식을 잘 이해하고 있어야 한다. 무분별하게 그들을 오해하거나 웃음거리로 바라보아서는 안 된다. 다만 그들의 문화를 이해하는 것과는 별개로 검사받을 때 액세서리가 불필요하다는 사실을 정중히 안내해줘야 한다. 되도록이면 하루 전날 간편한 복장으로 오도록 사전에 알려주는 것이 좋다.
또한 그들의 복장을 보고 카자흐스탄 사람들이 돈이 많다고 생각하면 안 된다. 그들은 누구보다도 진료비 할인에 대한 요구가 많은 편이다. 사실 그들의 사치스러운 차림과, 할인해달라는 요구 사이에는 괴리가 있어서 웃음을 자아내기도 한다. 웃음을 꾹 참고 카자흐스탄 사람들에게 진료 과정을 잘 안내해주는 것도 그 분들을 대하는 노하우일 것이다.

한국 병원에서 한국 환자들이 어떤 식으로 병원에 방문하는지 알려주는 것도 도움이 될 것이다. 문화적 차이는 어디에나 있기 때문이다.

※ 카자흐스탄인 사망한 원인 (2022년)

https://kz.kursiv.media/

번호	질환종류	환자수
1	혈관순환계 질환	8 760
2	호흡기 질환	3 885
3	종양	3 364

4. 재검사에 대한 의심

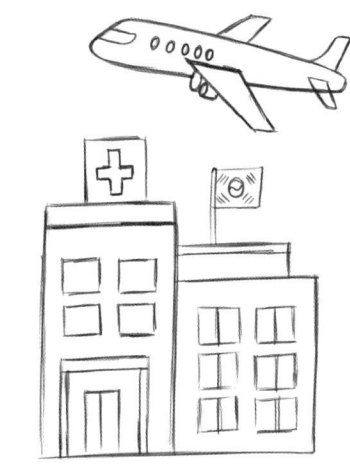

이름 : 나탈리야
나이 : 30대
성별 : 여
국적 : 러시아 (하바롭스크)

■ 내원 경로

러시아 등 CIS 국가의 환자들은 당연히 보다 나은 의료 서비스를 기대하면서 한국을 찾는다. 대부분은 암 환자이거나 심혈관 등의 내과 환자다.

그들은 대부분 자국에서 어느 정도 병원 진료가 진행되어서 자기 몸 상태에 대해 해박한 지식을 가지고 있기에, 다른 병원에서 진단과 상담을 받는 경우 무조건 신뢰하지는 않는다. 그들은 진료에 대한 과정을 꼼꼼히 살피며 의료 수준을 스스로 판단하는 경향이 있다.

한국 병원에서는 종종 환자를 '을'로 생각하고 병원을 '갑'으로 생각하기 마련인데, 적어도 외국인 환자에게는 이런 사고방식을 버려야 한다. 나탈리야와 같은 러시아 환자들은 마치 쇼핑하듯이, 각 병원의 품질을 면밀히 검사하고 분석한다. 비용 측면에서도 꼼꼼하게 따지기 때문에 의료관광 코디네이터가 환자에 대해 자세히 알지 못하면 상담 진행이 곧잘 막히고는 한다.

■ 치료 과정

나탈리야는 본국에서 이미 1년 전부터 여러 병원을 돌며 많은 검사를 받았다. 그리고 병원마다 진단 결과가 다르다는 사실을 알고 더 신뢰성 높은 병원을 찾아가기로 결심했다. 나탈리야가 사는 곳에서는 모스크바가 너무 멀기 때문에, 비교적 이동 거리가 짧은 한국 병원을 선택했다. 물론 사전에 나탈리야는 한국 의료 기술에 대해 사전 조사를 충분히 했고, 나름대로 좋은 여건이라고 판단해서 한국에 온 것이다.

나탈리야는 러시아에서 받은 검사지를 모두 챙겨 왔지만, 조직검사 등은 재검사를 받아야 했다. 재검사가 필요하다는 사실을 납득시키기 위해서는 여러 가지 면에서 구체적인 설명이 필요했다. 러시아에서의 과거 검사 결과에 비해 현재 상태가 어떻게 달라졌는지 확인하려면 반드시 재검사를 해야 하는 상황임을 나탈리야가 다행히 잘 납득해주어서 진료가 차질 없이 진행되었다.

재검사 덕분에 나탈리야의 상태가 정확히 파악되었고 치료도 잘 되어서, 그녀는 무사히 러시아로 돌아갈 수 있었다.

■ 제언

나탈리야처럼 본국에서 여러 번 진료를 받았고 병원에 대해 꼼꼼히 따져보는 환자들이 많다. 이런 환자들에게는 한국에서의 재검사가 왜 필요한지 코디네이터가 의사 못지않게 상세히 설명해주어야 한다.

이 과정에서는 전문적인 의료 지식이 필요하다. 대충 설명해서는 환자의 전문적이 지식에 답변을 못하는 경우도 발생하고, 그러면 환자의 신뢰를 잃어버리게 된다. 따라서 의료관광 코디네이터는 단순한 의료 통역사가 아니라, 탄탄한 의료 지식을 바탕으로 한 의료 상담가가 되어야 한다.

의료진은 에이전시에게서 받은 환자의 의뢰서에 답변할 때 그 내용을 코디네이터와 공유할 필요가 있다. 환자와 입원 과정을 구체적으로 추진하는 코디네이터가 의사의 답변서와 동일한 내용으로 환자와 상담해야 하기 때문이다. 의료진과 코디네이터가 같은 의료 상담 내용으로 환자를 대할 때 비로소 환자는 더욱 커다란 신뢰를 품고 한국 병원을 찾게 될 것이다.

5. 웃음을 주의하세요

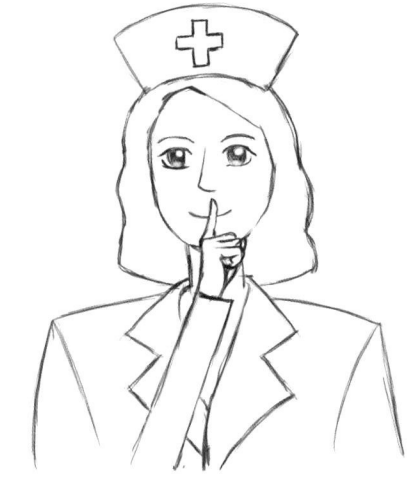

이름: 알렉산드르
나이: 60대
성별: 남
국적: 러시아 (캄차트카)

■ 내원 경로

알렉산드르 환자는 그의 아내가 먼저 여러 번 한국에 와서 남편의 검진 여부를 사전에 알아보았다. 그녀는 남편이 사업 때문에 너무 바쁘기도 했지만 병원 자체를 꺼렸고, 게다가 굳이 외국까지 가서 치료를 받아야 하는지에 대한 회의도 많았기 때문에 그의 아내가 남편을 이끌고 한국에 입국하기 까지는 우여곡절이 많았던 것 같았다. 그들은 러시아 연말 기간을 이용해서 공식 휴가를 얻어 한국 의료관광에 참여하였다. 그의 아내는 사전에 한국 의료진의 우수성과 매력을 잘 알고 있었기에 다른 나라보다 우선 한국을 선택한 것이었다.

알렉산드르 환자는 그렇게 아내를 따라 건강검진과 비뇨기과 문제를 치료하기 위해 한국에 오게 되었다.

■ 치료 과정

알렉사드르는 건강검진을 우선 한 뒤에 비뇨기과 진료를 보기로 하였다. 검진이 오전부터 시작되고 그는 우리의 간호사와 영상과 직원, 통역사들을 만났는데 병원에서 종사하는 한국인들이 너무 친철해서 그는 이러한 분위기에 적응하지 못하였다. 알렉산드르는 직원들의 상냥한 미소가 당황해서 혹시라도 이 직원들이 무슨 다른 안 좋은 의도가 있는지 탐색할 정도였다. 그는 직원들의 근무조건과 신상을 꼬치꼬치 물으며 그들의 친절의 원인을 나름대로 추리하는 눈치였다. 게다가 그는 나이가 어느 정도 있는 의사가 미소를 지으면서 환자를 대하는 모습에 더욱 놀라워하였다. 급기야 그는 코디네이터에게 이 의사를 믿을 수 있는 사람인지까지 물었다. 처음에는 나또한 그의 질문이 너무 황당해서 이해하지 못할 정도였다. 나중에 생각해보니 그는 친절한 의사를 생전 처음 대하는 것이었다.

대체로 러시아의 의사들은 말이 없고 무뚝뚝하다. 이런 러시아 의사들만 대하다가 한국 의료진의 상냥함은 오히려 그에게 불신 같은 것을 가지게 할 정도였던 것이다. 그에게 한국 의료진의 특성과 분위기를 설명해서 겨우 이러한 분위기를 납득시키긴 했지만 그 다음날 나이가 있으신 전문의를 만나서 상담하는 과정에서 또 의사의 친절한 미소가 그의 의심을 불러일으켰다. 그는 곧바로 코디네이터에게 의사가 웃어주었기 때문에 의료비용이 더올라가는 것이 아니냐는 엉뚱한 질문을 하기까지 하였다. 덧붙여서 의사의 미소가 또다시 그의 능력을 의심하는 수준까지 이르렀다. 나는 다시 한번 문화의 차이를 설명하였고 오늘 만나신 의사분은 15년 경력의 베테랑 의사라는 것을 설명해주면서 겨우 그를 진정시켰다.

이렇듯 러시아에서 오신 환자들은 러시아 특유의 병원 분위기 때문에 한국 병원의 상냥함에 잘 적응하지 못하는 경우가 있다. 물론 러시아의 의료진도 지금은 많이 다른 모습일 것이다. 그러나 알렉산드르 같은 러시아 남성은 병원을 잘 가지 않기 때문에 러시아 병원의 예전 모습만을 기억하고 있을 수가 있다.

■ 제언

러시아 지역에 오신 환자 분들이 잘 웃지 않는다. 러시에 속담 중에 "이유 없이 웃는 것은 어리석음의 표시다"라고 있는데 러시아인들은 대체로 이 속담을 수용하고 있기 때문에 특히 러시아 남성들은 쉽게 웃지 않는다. 이러한 문화적 차이 때문에 한국 의료진의 미소는 오히려 러시아인들에 신뢰를 잃을 수 도 있다. 물론 알렉산드르는 나의 열성적인 통역과 설명 덕분에 오해에서 벗어날 수는 있었지만 러시아의 문화가 대체로 이러한 분위기라는 것을 우리는 참고할 필요가 있다. 오히려 웃지 않는 것이 러시아인들의 마음에 드는 행동이라는 것은 아이러니 하기는 하지만 러시아 외국환자들에게 좋은 인상을 남기려면 웃을 참는 것도 한 방도임을 알아둘 필요가 있다.

[러시아 속담 3]

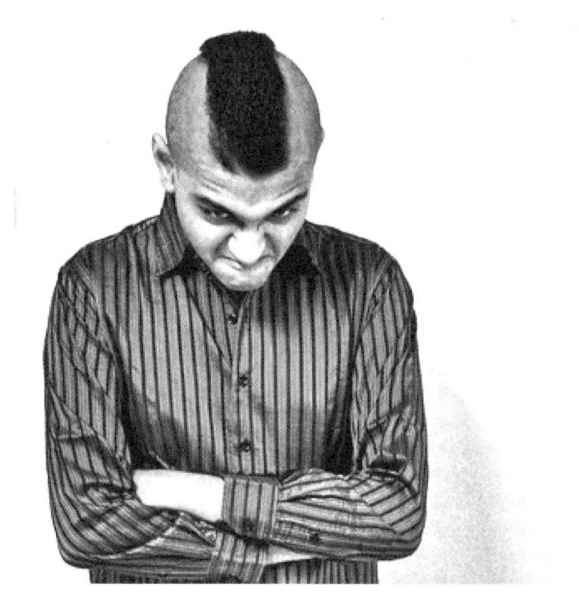

모든 질병은 신경에서 비롯된다.

분노, 울화, 원한은 면역 체계를 약화시켜 질병을 초래한다. 신경을 혹사하는 것에서 멀어져라. 인내심을 가져라.

Ⅳ. 의료관광 마케팅 사례

의료관광 시장을 넓히기 위해서는 입국하는 환자만 받으려는 소극적인 생각을 버리고, 새로운 의료관광 상품을 개발하려는 적극적인 마음가짐을 지녀야 한다.

그러기 위해서는 의료상품 판로를 개척하고, 보다 많은 외국인들에게 홍보해야 한다. 러시아, 카자흐스탄, 우즈베키스탄 등 러시아어권에서 열리는 의료관광 박람회가 그런 기회를 제공해줄 수 있다. 요즘에는 코로나19의 확산 때문에 의료관광 박람회가 온라인으로 진행되는 경우가 많아졌다.

주변의 종합병원이나 다른 진료과 병원과 협력해서 더 많은 환자들을 유인하는 것도 하나의 방법이 될 수 있다.

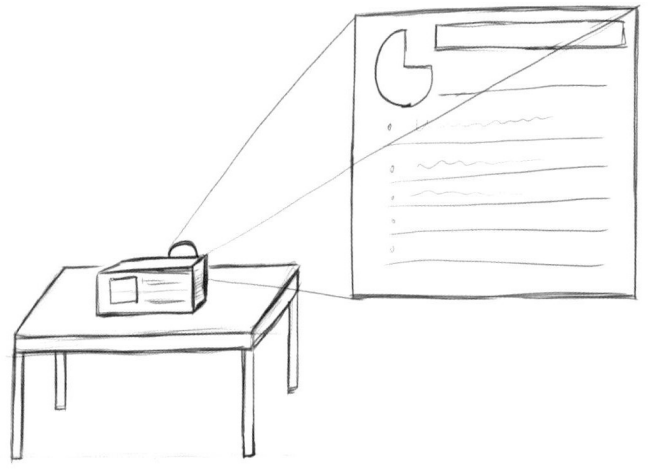

1. 외국인의 마음으로 접근하기

■ 단체 케어

러시아, 카자흐스탄 등 CIS 국가의 의료관광객은 개인적으로 오는 경우도 있지만 단체로 오는 경우도 많다. 특히 한국에 처음 오는 50~60대 분들은 단체 여행을 좋아한다. 관광 안내원 역할을 하기 위해 에이전시 대표가 인솔해서 오는 경우도 있다.

2013년 이후로 단체 환자는 한 달에 한 번 꼴로 왔었다. 보통은 8~10명 정도의 인원이 단체로 오는데 적게는 2~3명인 경우도 있다. 단체로 오는 이유는 혼자 다니는 것보다 단체로 움직이는 편이 대체로 관광의 재미가 훨씬 크고, 안내원이 있으니 외국에서도 안정감을 느낄 수 있으며, 무엇보다 관광 비용이 저렴하기 때문이다.

■ 내원 사례

[사례 1]

한 국내 에이전시가 인천관광공사의 지원으로 해외 에이전시의 대표들을 초대해서 팸투어를 진행한 적이 있다. 이는 한국 의료관광을 진흥시키기 위한 공공 프로젝트다. 1년에 두 번씩 각 국가별로 돌아가면서 행사를 개최한다.

이번에는 카자흐스탄에서 15명을 초대해서 의료관광 일정을 소화했다. 40~50대 여성으로 이루어진 그 15명의 단체는 모두 의료관광 에이전시 대표들이었다. 그들은 인천의 여섯 개 병원을 차례로 방문할 예정이었고, 검진받을 병원도 예약해놓은 상태였다. 그리고 우리 병원에도 팸투어를 하러 왔다.

나는 병원을 소개하기 위해 에이전시 대표들을 컨퍼런스 룸으로 안내했다. 나는 그들에게 먼저 병원 홍보 영상을 보여주며 병원 소개 프레젠테이션을 시작했다. 아무래도 인원이 많다 보니 여느 때보다 더 열심히 프레젠테이션에 임했다. 우리 병원에서 제공하는 서비스와 다른 병원과의 차별점을 설명하는 데 중점을 두었다.

또한 카자흐스탄 환자들에게 적합한 서비스도 집중적으로 설명했다. 예를 들어, 카자흐스탄 같은 고지대 국가에서는 요오드 섭취가 부족해서 갑상선 질병이 많이 발생한다. 그래서 우리 병원에서는 갑상선과 관련된 검진을 빠르고 정확히 해주고 있으며, 수술과 비수술 치료를 통해 편하고 효과적으로 치료받을 수 있다고 홍보했다. 나는 키르기스스탄 출신이었기 때문에 지리적으로나 민족적으로 가까운 카자흐스탄 대표들의 마음을 잘 읽어서 맞춤형 서비스를 제안할 수 있었던 것이다.

나의 프레젠테이션은 의외로 반응이 좋아서, 단체를 인솔하고 있던 카자흐스탄 에이전시 대표가 우리 병원에서 진료를 받겠다면서 그 전에 예약한 병원을 취소해달라고 했다. 그들의 일정을 담당했던 국내 에이전시는 갑자기 일정이 바뀌어 당황하는 눈치였고, 우리 국제팀 팀장은 즐거운 마음으로 이 단체의 예약을 접수했다. 다음 날 에이전시 대표 15명은 모두 우리 병원에서 검진을 받았다.

[사례 2]

러시아 야쿠티야 지역에서 8명으로 이루어진 단체가 인천의 대학병원을 방문했다. 그 단체 안에는 예전에 우리 병원에서 치료를 받았던 환자도 있었다. 그분은 우리 힘찬병원-제가 현재 근무하는 병원-이 관절과 척추 치료를 잘하는 병원이라고 추천해주었지만, 그 단체에서는 그런 치료를 받을 만한 환자는 없었다. 그래도 나는 그 단체에 우리 병원을 홍보하기 위해 호텔 로비에서 병원 소개를 간단히 했다.

병원 소개를 한창 하다가 그들을 위한 아이디어 하나가 퍼뜩 떠올랐다. 나는 그들에게 날씨가 추우면 우리 병원에서는 내과 의사가 비타민 주사를 처방해준다는 사실을 알려주었다. 그리고 기온이 낮아지면 면역력이 떨어져 감기에 걸릴 수 있으므로 이를 예방하기 위해 멀티비타민 주사를 맞는 것이 좋다고 제안했다. 사실 의례적인 제안이었지만 예상외로 그들은 모두 순순히 우리 병원에 와서 비타민 처방을 받겠다고 말했다. 고맙게도 그들은 나의 설명에 공감해주었던 것이다.

■ 제언

의료관광 코디네이터는 각 국가의 특성에 맞게 환자를 파악할 수 있어야 한다. 자신의 나라를 상세히 이해하고 본인들이 원하는 처방까지 꿰뚫고 있는 코디네이터라면 신뢰하지 않을 수 없다. 사소한 정보라도 타국에서 자국의 사정을 잘 아는 사람을 만나면 믿음직스러운 법이다. 의료관광 코디네이터는 무엇보다 외국인 환자의 마음을 읽을 줄 알아야 한다.

코디네이터는 상사의 지시나 매뉴얼대로만 움직이지 말고, 환자를 직접 유치하겠다는 각오로 자신의 일을 스스로 찾아 해야 한다.

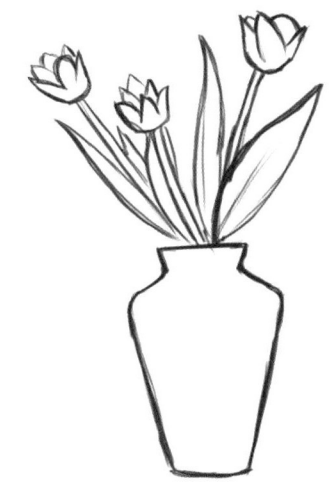

2. 의료 나눔 서비스

이름 : 니넬
나이 : 60대
성별 : 여
국적 : 러시아(사할린)

■ 내원 경로

니넬은 학교 선생님인데 허리 통증으로 10년 이상 고생하고 있었다. 주변에 고려인 친구들이 많아서 한국 식당에 자주 가게 되었고, 한국 음식도 좋아하게 되었다. 당연히 한국에 대한 이미지가 좋았고 한국의 높은 의료 기술에 대해서도 잘 알게 되어서 자신의 허리 통증을 한국에서 치료받고 싶어졌다.

퇴직한 그녀는 허리 통증이 심해져서 우선 러시아에서 영상 검사를 받았고 퇴행성 디스크 판정을 받았다. 그녀는 의료관광 에이전시에 본

격적으로 한국 병원에서 치료받는 방법을 문의했고, 마침내 한국에서 치료받기에 이르렀다.

■ 치료 과정

니넬은 한국에서 2주 동안 외래 진료를 받았다. 비수술 치료가 가능하다고 해서 기대에 부풀어 진료를 받았지만 비용이 많이 들고 별 효과를 보지 못하자 그녀는 실망해서 본국으로 돌아가고 말았다.

나중에 우리 병원의 병원장님이 현지에 가서 니넬과 상담해주었다. 그곳에서 그녀는 한국 병원에서 치료를 받았지만 별 효과가 없었다면서 실망의 눈물을 흘렸다. 병원장님은 한국 병원에 대한 신뢰가 떨어질 것을 우려해, 한국의 이미지를 살리기 위해 니넬에게 무료 진료를 약속하며 다시 한번 한국에서 치료받기를 권유했다.

니넬은 이렇게 또다시 한국에 와서 진료받게 되었고 요추 디스크 제거 수술을 받았다. 수술은 잘 되었고 2주간의 재활치료 후 상태가 호전되어 본국으로 돌아갔다.

이렇게 해서 한 명의 외국인 환자에게 각인되는 한국의 이미지가 개선되었다. 단 한 명의 환자이지만 신뢰 회복을 위한 병원장님의 결단은 참으로 현명한 처사라고 생각한다. 결국 한국 병원은 이렇게 단 한 명의 환자라도 성의 있게 대할 때 그 신뢰와 위상이 높아지는 것이 아닐까 싶다.

그후 코로나 팬데믹으로 출장을 못해 B2B, B2C 마케팅도 막혀 새로 온라인 마케팅 박람회를 열었다. 우리는 현지 에이전시의 협조와 한국관광공사의 도움으로 사할린 지역에 온라인 행사를 할 수 있었다. 온라인 미팅 예약을 하는 과정에서 낯익은 명단이 눈에 들어왔다. 니넬 환자였다. 조금 긴장이 되었다. 혹시 허리 통증이 다시 재발해서 온라인 상담을 신청한 것이 아닐까 하는 우려가 들었기 때문이었다. 행사 당일 니넬이 모니터 앞에 나타났다. 그녀가 허리 통증이 없다고 대답했을 때 나는 저절로 안도의 미소가 흘러나왔다. 니넬은 다른 치료를 받고 싶었던 것이다. 고관절 통증이 심해서 곧바로 수술을 부탁하였다. 그런 경로로 니넬은 2021년에 한국을 재방문해서 THR 수술(인공고관절전치환술)을 받았다. 수술은 성공적으로 잘 끝났고 5년전 척추 수술도 다시 확인 받았다. 아무 부작용이 없는 것으로 확인되었다. 이제는 요추와 고관절 치료까지 잘 되어서 최소 20년 이상은 통증없이 살 수 있을 것이라고 말하며 그녀는 행복한 표정을 지었다. 공항에 배웅나갈 때 나는 이제 니넬이 환자가 아니라 그냥 이모 같은 분으로 느껴졌다.

■ 제언

한번 만족하지 못한 의료서비스를 받게 되면 환자가 병원만 아니라 한국이라는 나라 자체를 신뢰하지 못하게 된다. 따라서 불만 환자가 있을 경우 각별한 관리가 필요하다. 특히 일반 통역사들은 환자의 불만을 듣게 되면 스트레스만 받고 불쾌한 감정을 가지지만 전문 코디네이터에게 해결책을 의뢰할 수 있다. 어떤 점에서는 불만도 마케팅의 대상이고 영업의 연장인 것이다. 그런 점에서 의료코디네이터는 정성스러운 마음으로 환자를 케어할 수 있어야 한다.

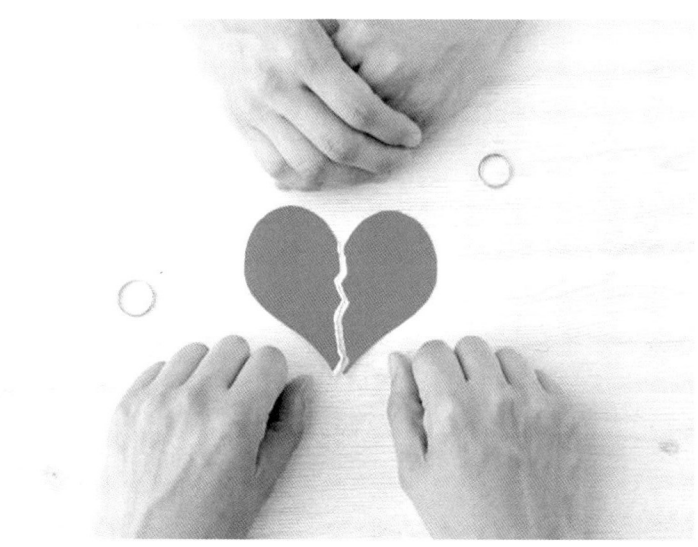

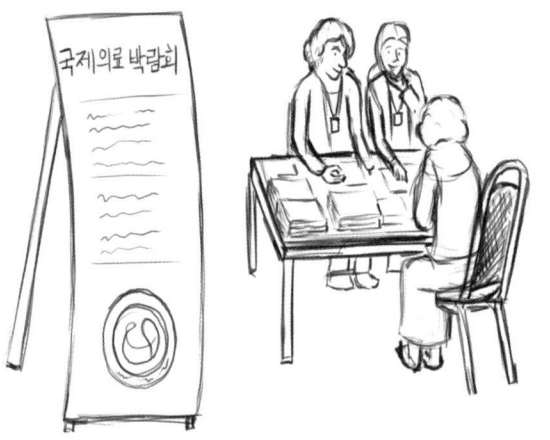

3. 러시아 서부 지역 환자들에게도 관심을

이름 : 타티야나
나이 : 60대
싱별 : 어
국적 : 러시아(모스크바)

■ 내원 경로

러시아의 수도 모스크바에서는 1년에 한 번씩(코로나 전) 국제 의료관광 박람회가 열린다. 그중에서 3월에 열리는 MITT국제박람회가 제일 큰 규모다. 그 박람회에 우리 병원의 의료진도 참가해서 무료 상담을 열심히 해주었다.

그 박람회를 찾은 60대 여성 타티야나는 남편과 함께 병원 의료진에게 상담을 받았다. 그녀는 엑스레이와 MRI 영상을 가져와서 보여주었는데, 의료진은 인공관절 수술이 필요하다고 설명해주었다.

■ 치료 과정

한국은 모스크바에서 너무 멀기 때문에 러시아 서부 지역 사람들은 유럽 쪽이 더 친숙하다. 그래서 대부분의 여행이나 의료관광 등은 유럽으로 가는 실정이다. 그러다 보니 상대적으로 모스크바 사람들은 한국에 대해 잘 모르고, 한국의 높은 의료 수준에 관한 홍보도 덜 되어 있다. 따라서 서부 러시아 사람들은 동부 러시아 사람들보다 한국을 찾는 경우가 드물다.

타티야나도 원래는 유럽에서 치료받으려고 했지만, 우리 병원 의료진의 자세한 설명과 친절한 모습에 마음을 바꿔먹고 한국에서 치료받기로 결정했다. 나는 한 달 정도 그녀와 통화하면서 진료에 관한 모든 우려를 덜어주었고, 마침내 타티야나는 한국에서 인공관절 수술을 받게 되었다. 그녀는 물리치료까지 잘 끝내고 목발 없이 본국으로 돌아갔다. 모든 진료 과정은 환자의 동의하에 촬영해서 병원 홍보 영상으로 사용했다.

■ 제언

모스크바를 비롯한 서부 러시아에는 한국에 대한 홍보가 많이 되어 있지 않다.

의료관광 박람회에 참가해보면 아직까지도 한국과 북한을 구분하지 못하는 러시아 사람도 많다는 사실을 알 수 있다. 서부 러시아 사람들은 주로 유럽으로 여행을 많이 하는데, 핀란드 같은 경우에는 상트페테르부르크에서 세 시간이면 갈 수 있다고 한다. 그러니 예방주사도 핀란드에서 맞는 사람까지 있다고 한다. 이스라엘과 독일에도 러시아어가 능통한 의료진들이 많다.

서부 러시아 환자들을 유치하려면 먼저 유럽 병원에서 지원하는 서비스를 조사해야 한다. 그러기 위해서는 의료관광 박람회에 적극적으로 참가해야 할 뿐 아니라, 갖가지 경로를 활용해서 유럽과 미국의 의료 실정을 파악해야 한다.

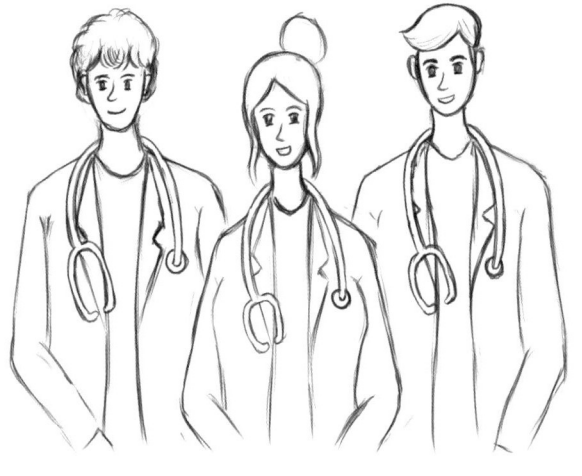

4. 외국인 의료진 연수

■ 연수 경로

병원에 외국인 의료진 연수 프로그램이 있다. 대학병원에 국제의료협력팀이나 대외협력팀이 진행한 사업이다. 연수 프로그램이 병원마다 다르지만 목표는 여러 가지 있고 그 중에 연수생을 통해 해외환자 유치이다.

■ 연수 과정

해외 의료진 연수 프로그램이라는 것이 있다. 외국인 의료진이 한국 병원에서 1주에서 많게는 4주 정도 연수를 받고 가는 프로그램이다. 연수를 시켜주는 한국 교수님은 외국인 의료진에게 여러 가지 의료 과정을 알려주고 조언해준다.

그런데 사실 이 연수 프로그램은 우리 병원의 우수성을 연수생들에게 알려주고, 차후에 이 연수생들이 본국에 돌아가 본국의 환자들을 우리 병원에 추천해주기를 원하는 암묵적인 의도가 있다. 결국 해외 환자를 유치하려는 데 목적이 있는 것이다. 하지만 이러한 의도는 실제로 이루어지기 어렵다.

왜냐하면 연수를 받고 간 의사들이 한국 병원을 추천한다는 것은 자신의 무능을 환자에게 보여주는 것이기 때문이다. 그래서 그다지 적극적으로 환자를 우리 병원에 추천해주지 않는다. 또한 연수를 받은 의사는 자신의 높아진 의료 기술로 자신의 병원 수익에 도움이 되는 방향으로 행동하려고 하기 때문에, 연수생을 통한 외국 환자 유치는 별로 기대하지 않는 것이 좋다.

* 류마티즈 연수생

러시아에서 류마티즈과로 연수생이 왔다. 30대 중반 여성분이신데 영어를 잘 하였다. 우리팀 담당은 아니어서 그 연수생이 언제부터 오게 되었는지는 정확히 알 수는 없었다. 이렇게 언제부턴가 구내식당에는 의사 가운 입은 외국인 의사를 종종 보게 되었다. 원내 직원에게 확인해보니 러시아 연수생이라고 하였다. 러시아어로 인사도 하고 식사가 입이 맞는지 등 불편한 점이 없는 지 물어보니 다 괜찮다고 그 연수생은 대답하였다. 나중에 잘 맞히고 귀국했단 소식이 왔다.
해외 연수생이 많아진 것은 한국의 의료기술의 선진화를 새삼 느끼게 해준다. 이는 환자 유치에 긍정적인 신호가 아닐 수 없다.

* 정형외과 연수생

우즈베키스탄에서 오신 정형외과 남성 의료진이 있었다. 말씀이 정중하게 하시고 궁금한 점이 많으신 분이었다. 그 분은 담당 교수님 뿐만 아니라 저희 코디네이터에게도 많은 질문을 하셨는데 주로 수술방법이나 환자 케어 기술에 관한 질문이었다. 또한 한국 생활에 관한 것들도 호기심을 갖고 물어보았다. 지하철 노선이라든가, T mony 카드 사용법, 우즈베키스탄 식당 위치, 관광지 추천 등에 관한 질문도 있었다. 연수기간이 2주 지나서 의료장비에 대한 질문도 하셨는데 우리는 자세한 사항은 모른다고 하니까 그분이 직접 판매처와 가격 등을 알아보셨다. 며칠 뒤 그분은 자신이 원했던 수술장비를 구입하였다고 우리에게 자랑을 하기 까지 하였다. 귀국하면 근무한 병원에 투입해 수술 잘 할 수 있다고 기대가 대단하였다. 혼자서 처음으로 한국 방문하고 한국어를 잘 모르는 상태에서 (영어도 그렇게 잘 하신 것도 아니고) 의료장비를 스스로 알아서 구입했다는 것이 놀라웠다. 그는 우즈베키스탄 교환 학생의 통역 도움과 한국에서 근무하는 우즈베키스탄 지인을 통해서 의료장비를 살 수 있었다고 설명해주었는데 그분의 한국 의료 장비에 대한 열정을 엿볼 수 있었다. 그는 귀국 후 3개월이 지나서 연락이 왔는데 그 의료장비를 아주 유용하게 사용하고 있다고 하였다. 이제는 자기네 환자들을 한국까지 보내지 않아도 된다고 하여 직접 수술할 수 있다는 자부심을 강하게 보여주었다. 물론 우리에게는 안 좋은 소식(?)이긴 하지만 우즈벡의 의료 선진화에 한국이 조금이나마

기여했다는 보람이 생기기도 했다.

■ 제언

한국병원에 연수를 희망하는 외국인 의료진 연수생들이 많다.

연수생에게 한국 의료기술 교육을 잘 가르쳐준 것이 중요하지만 그 경로를 통해 새로운 환자를 유치할 기회를 갖기 희망한다. 연수 교육을 하면서 의료장비의 우수성과 최신 의료기술, 수준 높은 세미나, 컴포런스 참가 등으로 그들에게 좋은 경험을 갖게 하면 그 연수생을 통해서 직간접적인 환자 유치 등 다양한 의료 산업을 할 수 있는 길이 열릴 것이다.

병원은 연수 프로그램을 진행하는데 지난 5-6년 동안 소극적이었는데 다시 검토할 필요가 있다. 코로나 사태 지나면 연수생이 다시 받아줄 수 있는데 그땐 새롭고 트랜드에 맞는 연수 프로그램 준비 되어야 한다.

연수 프로그램 구성도 중요하지만 더욱 신경 쓸 일은 사후 관리라고 생각한다. 그들이 본국에 들어가서 한국 병원.기술을 어떻게 홍보할 건지가 사실은 관건이다. 이들 연수생들이 본국에서 한국 병원에 대한 구전 효과를 올리기 위해서는 단순히 연수 프로그램이라는 일회성 행사보다는 병원 관계자 전체가 함께 협력해야 한다.

5. 의료분야도 온라인 홍보 시대가 왔다

이름 : 로만
나이 : 30대
성별 : 남
국적 : 카자흐스탄 (알마티)

■ 내원 경로

국제의료팀이 하는 업무 중에 하나가 해외에서 병원 홍보를 하는 것이다. 나라마다 특수성이 있고 병원의 마케팅 방식이 다르겠지만 요즘은 소셜미디어를 활용하는 것이 홍보의 트렌드가 되었다. 이젠 병원이 인스타그램, 페이스북, 유튜브, 텔레그램 등 다양한 홍보 채널이 가지고 있어야 한다. 이러한 채널은 해외 뿐만이 아니라 국내에 거주한 외국인이 병원을 찾아오는 경우도 있다.

■ 치료 과정

국내 거주하신 로만님에게 연락이 왔다. 병원의 러시아어 버전 인스타그램 계정에 자신의 질환에 대한 치료가 가능하다는 포스팅을 보고 연락을 해왔다. 사는 곳이 세종시여서 인천에 있는 병원에 갈수 있다고 했다. 멀리서 오기 때문에 11시이후로 예약을 부탁하셨다. 당일날에 환자가 늦지 않고 병원에 도착했고 11시부터 외래 상담, 검사, 결과 대기, 결과 상담, 치료 처방 까지 해서 12시30분에 끝났다. 병원에 ONE STOP 서비스를 처음으로 경험한 환자가 엄청 만족해서 기쁨 마음으로 치료를 해보겠다고 했다.

■ 제언

저희병원을 선택 하신 이유를 물어보았더니 그 이유를 이렇게 답변하였다.
1) 러시아어 의료 통역 무료
2) 인스타그램에 러시아어로 병원 소개
3) 자신이 앓고 있는 질환에 대한 치료
4) 러시아어 통역 직원 배치
5) 맞춤 진료 예약
6) 충분한 사전 상담
7) 무료 주차
8) 충분한 질문과 자세한 모국어로 응답

외국인 환자는 종종 의료의 우수성보다는 오히려 비의료 서비스에 내한 장점을 보고 병원을 선택하기도 한다.

한국에 거주하는 외국인 분들이 외국인 등록증 및 일반.개인 (실비, 암 등) 보험에 가입 되있고 진료예약 하기 전에 보험 작용된 진료비에 대한 먼저 질문을 한다. 러시아어 보험설계사들이 엄청 많아졌기 때문이다. 보험있는 외국인 환자에게 의료통역 서비스 지원해야하나 고만 병원들이 있지만 내가 시간 만 맞춰주면 해주려고 한다. 환자가 진료 보면서 부모나 진적에 대한 살짝 질문하면 한국에 병원에 치료 받아보기는 여부 더 물어보기 도 한다.

[러시아 속담 4]

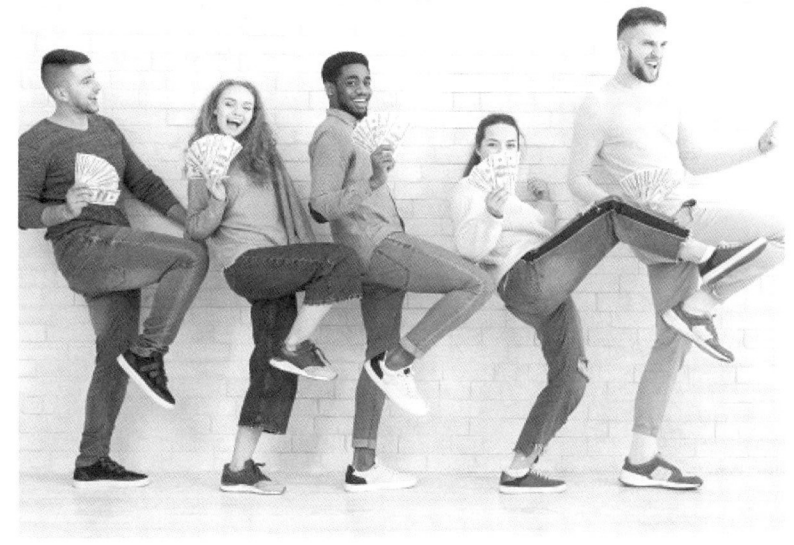

100루블을 가지지 말고, 친구 100명을 가져라.

가게에 가서 물건을 사면 돈은 사라지지만, 친구는 영원히 남는다.

Ⅴ. 코로나 시대의 의료관광

최근 들어 각 병원은 코로나 사태 때문에 외국인 환자 유치에 어려움을 겪고 있으며, 그 타개책을 찾는 데 분주하다. 이에 각 병원은 국내 외국인 환자들에게 눈을 돌리거나, 온라인 마케팅을 활성화하는 방법을 시도하고 있다.
앞으로 코로나 시대를 헤쳐나가기 위해서, 또한 코로나 시대 이후를 준비하기 위해서는 의료관광 코디네이터와 병원 측의 혁신적인 역량 개발과 그에 상응하는 노력이 요구된다.

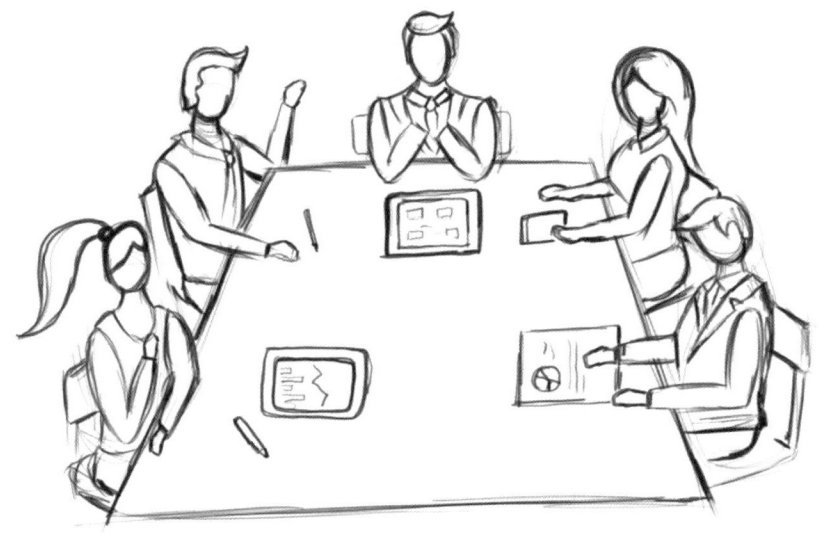

1. 의료관광의 코로나 사태 극복하기

2020년부터 전 세계적인 코로나19 확산의 영향으로 해외에서 환자들이 들어오지 못하고 있다. 이런 경우에 의료관광은 국내에 거주하는 외국인에게 눈을 돌려야 한다. 현재 한국에 거주하고 있는 외국인은 2021년 기준 201만 명에 달한다.

예전에는 건강보험 적용이 되는 국내 거주 외국인들은 병원의 수입을 고려해 국제팀이 아닌 원무과에서 담당했고 통역 서비스를 제공하지 않는 경우도 많았다.

그런데 지금은 상황이 달라졌다. 국내 거주 외국인 환자라도 해외 거주 환자와 마찬가지로 의료관광 코디네이터가 예약 단계에서부터 세심하게 케어하기 시작했고, 검사에서 약 처방까지 더욱 친절한 의료 코디네이터 서비스를 제공하고 있다.

코로나 사태 때문에 해외 출장을 다닐 수 없으니, 한국의 의료관광 업계는 현지 에이전시와 원활한 관계를 유지하지 못하고 결국 외국 환자 유치가 중단되고 있다. 상황이 이렇다 보니 그 대안으로 온라인 의료관광 업무가 활성화되기 시작했다.

사실 코로나 사태가 아니더라도 오늘날의 흐름은 온라인이 모든 업무를 대체하고 있는 실정이다. 그러다 보니 환자 유치도 온라인에 많이 의존하게 된다. 그래서 우리 병원도 인스타그램의 러시아어 계정을 만들어서 온라인 마케팅을 시작했다. 이미 다른 병원은 이러한 온라인 홍보가 시작된 상태였다.

한국에 거주하고 있는 카자흐스탄 환자가 우리 병원 인스타그램을 보고 무릎 관절 검사에 대해 문의했고, 얼마 지나지 않아 내원했다. 그분은 한국어가 가능하지만 의료 용어가 어려워서 의료관광 코디네이터가 있는 병원을 원했다. 마침 우리 병원은 한국보건의료개발원 국제의료 코디네이터 실습 과정이 있어서 카자흐스탄어 실습생이 있었다. 그 덕분에 그분은 모국어로 의료 안내를 받을 수 있었다.

■ 제언

온라인 상담이 활성화되면 해외 환자들의 사후 관리에도 큰 도움이 된다. 예전에는 치료를 받았던 환자들이 다시 한국에 방문할 수 없으면 수술 후 상태 확인이 안 되고, 복용하는 약에 대한 문의도 받을 수 없었다. 따라서 앞으로는 온라인을 적극 활용하는 의료 서비스를 더욱 정교하게 구축할 필요가 있다.

국내에 거주하는 외국인 환자들은 대부분 공장에서 근무하는 노동자들이다. 노동자 중에는 불법 체류자도 많다. 병원에서는 불법 체류 여부를 떠나서 그들에게 보험 유무만 확인하고 치료를 잘해주어야 한다. 무엇보다 비보험 환자들에게 의료 통역 서비스를 무료로 해주어서 국내 환자 유치에 더욱 적극적으로 나서야 할 것이다.

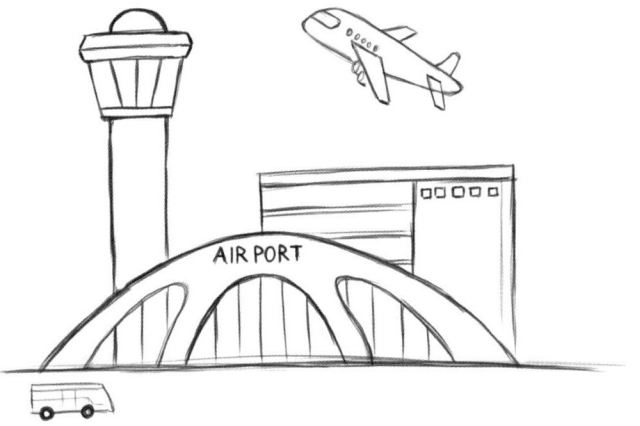

2. 코로나로 인한 러시아 항공 결항 사태

2020년 4월 초순경에 러시아의 에이전시 대표에게서 급한 연락이 왔다. 러시아 여자 환자와 보호자의 항공편이 취소되어 귀국길이 막히는 바람에 다음 항공편이 생기기 전까지 숙소가 긴급하게 필요해졌다는 전화였다. 나에게 전화하기 전에 공항 근처 병원에 연락해서 도움을 요청했는데 모두 불발이 되자, 에이전시 대표는 마지막 보루인 나에게 전화해서 호텔 예약과 픽업을 부탁한 것이다.

그 에이전시 대표와는 알고 지낸 지가 10년이 넘었는데 내가 업무를 정확히 처리하고 상당히 협조적이라는 점을 알고 있다. 다른 곳에서 도움을 받지 못해 결국은 나에게 마지막으로 전화를 했던 것이다. 나는 공항에 도착해서 환자와 보호자를 데리고 우리 병원 앞에 있는 호텔로 안내했다. 픽업해서 가는 동안 그들과 대화하면서 현재 처한 여러 가지 어려운 상황을 알게 되었다.

환자는 3주 전에 한국에 들어왔고 암 진단을 받아서 수술과 항암 치료를 받고는 귀국하려던 중이었다. 그런데 공항에 가보니 항공편이 취소되고 다음 비행기를 무작정 기다려야만 하는 상황인 것을 알고 곧바로 에이전시에게 연락했고, 우여곡절 끝에 나와 연락이 닿았던 것이다.

며칠 지나서 페이스북을 보니, 러시아 항공편이 전면 취소되는 바람에 인천공항에 40명의 러시아인이 발이 묶여 오도 가도 못하는 상황에 처했다는 사실을 알게 되었다. 그중에는 갓난아기도 있었다. 그들은 공항 밖에 나가지도 못하고 식사도 제대로 못할뿐더러 공항 대기실 맨 바닥에서 잠을 자야 하는 실정이었다.

사정이 이렇게 되자 공항의 러시아 사람들은 한국에 있는 러시아 협회를 비롯해 많은 사람들에게 도움을 요청하는 글을 페이스북에 올리기 시작했다. 이 사실을 알게 된 한국 내 러시아 사람들은 하나둘씩 도움을 주기 시작했다.

식당을 운영하는 러시아 사람은 빵을 비롯한 온갖 음식을 가지고 공항을 찾았고, 러시아 대사관 직원들은 이불과 침구류를 지원했다. 여성 몇 분은 인천에 살고 있는 사람의 도움으로 그 집의 샤워 시설을 이용할 수도 있었다. 급기야 러시아 방송에 이들이 소개되어 전파를 타게 되었고 이렇게 3~4주를 버텨 겨우 항공편을 확보할 수 있었다. 그분들은 본국으로 돌아가 14일간 격리된 뒤에 귀가했다고 한다.

■ 제언

코로나19로 인한 출입국 통제가 이루어지고 있는 요즘, 외국인 환자 유치는 매우 힘들다. 설령 외국인 환자를 유치하는 데 성공했다고 해도, 입국 절차가 까다롭고 본국으로 돌아가는 것도 예삿일이 아니다.

이런 상황 속에서는 외국인 환자들에게 호텔 예약에서부터 공항 픽업까지 평소보다 더욱 신속한 모습으로 도움을 주어야 한다. 코로나 사태 속에서도 외국인 환자들의 불편을 덜어주기 위해 고군분투하는 모습은 외국인 환자들에게 깊은 인상을 줄 것이고, 이러한 노력은 앞으로 코로나 시대 이후에 빛을 발하게 될 것이다.

앞서 내가 도와준 러시아 환자는 우리 병원에서 치료받은 환자가 아니었지만, 곤란한 처지에 놓인 사람을 앞에 두고 자기 병원에서 치료받지 않았다는 이유로 미온적으로 대처하는 것은 잘못이다. 직접 치료해주었던 병원이라면 더욱 적극적으로 대처해주어야 할 것이다. 이미 치료가 끝났다는 이유로 이들의 귀국 과정에서 발생한 어려움을 모른 척해서는 안 될 말이다.

타국에서 발이 묶인 외국인 환자들, 특히 코로나 사태로 공항이 거의 폐쇄되는 지경에 처해 난감해진 외국인 환자들을 더욱 성의 있게 대하고 편의를 제공한다면, 한국 병원의 인지도는 그만큼 또 올라갈 것이다.

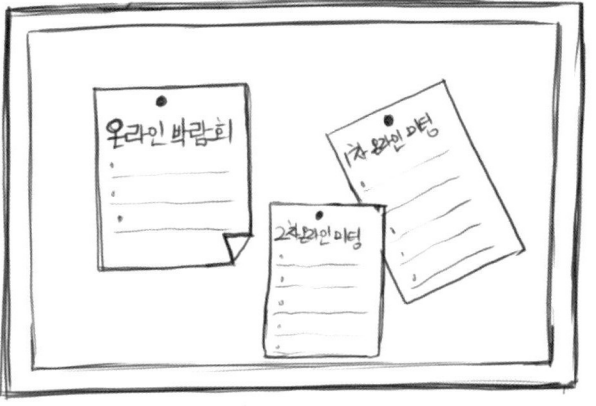

3. 의료관광의 온라인 마케팅 시대

의료관광객을 유치하려면 해외 마케팅을 활발히 해야 하고, 그러기 위해서는 해외 출장을 많이 다녀야 한다. 그러나 현재 코로나 사태로 인해 해외 출장길은 막혀 있다. 이를 극복하기 위해 병원마다 의료 마케팅을 다양화하는 추세다.

단연 눈에 띄는 활동은 비대면 온라인 마케팅이다. 한국관광공사는 2020년 하반기부터 온라인 플랫폼을 구축해서 사업 내용을 온라인으로 전환하고 있다. 매년 실시했던 오프라인 의료 박람회도 온라인으로 진행하고 있다.

상황이 이렇게 흘러가자 나도 2020년 10월에 처음으로 비대면 세일즈를 시도했다. 러시아 블라디보스토크에 있는 에이전시에게 온라인 세일즈 행사 진행에 대한 협조를 얻어내어 블라디보스토크 시민들에게 한국 의료관광의 장점을 알리는 행사를 하게 되었다.

우선 블라디보스토크 시내에 있는 큰 쇼핑몰을 섭외해서 행사할 장소를 확보했고, 미리 병원 홍보물을 택배로 보냈다. 1주일 전부터는 에이전시가 인스타그램 계정을 통해 행사를 홍보했다.

홍보가 시작되는 날, 행사장에는 홍보물을 비치할 수 있는 책상과 배너, 그리고 노트북을 설치했다.

우리는 행사장을 찾은 현지 사람들과 온라인 상담을 즉석에서 시행했는데, 의외로 반응이 좋았다. 러시아인들은 이런 식의 비대면 상담을 다소 어색해했지만, 행사장에 와서 선물도 받고 무료 건강 상담도 받을 수 있어서 상당히 좋은 반응을 보여주었다. 이 행사 덕분에 당일에 환자를 세 명이나 유치할 수 있었다. 첫 행사여서 준비할 부분도 많았고 고생도 했지만, 비대면 마케팅으로 인한 첫 성과가 나타나자 커다란 보람을 느꼈다.

■ 제언

코로나 사태로 상황이 어렵다고 우리가 넋 놓고 있을 수만은 없다. 이번에 실시한 행사는 굳이 코로나 사태가 아니더라도 온라인 마케팅의 가능성을 충분히 보여준 사례다. 현지 쇼핑몰을 빌려서 즉석에서 온라인 상담을 하니 자연스럽게 홍보가 되었다. 오히려 적극적이고 친절한 상담을 바탕으로 한 온라인 홍보가 병원의 인지도를 높이는 데 더 좋지 않은가 싶을 정도였다.

꼭 해외 출장을 가야 한다는 고정관념을 뛰어넘어 현지 어디에서나 탄력적으로 마케팅을 펼칠 수 있는 온라인 세일즈는 앞으로 코로나 시대 이후에도 더욱 활성화되어야 할 것이다. 코로나 사태를 계기로 온라인 마케팅을 통한 국제 의료관광 산업은 다시 한번 중요한 전환점을 맞이할 것으로 보인다.

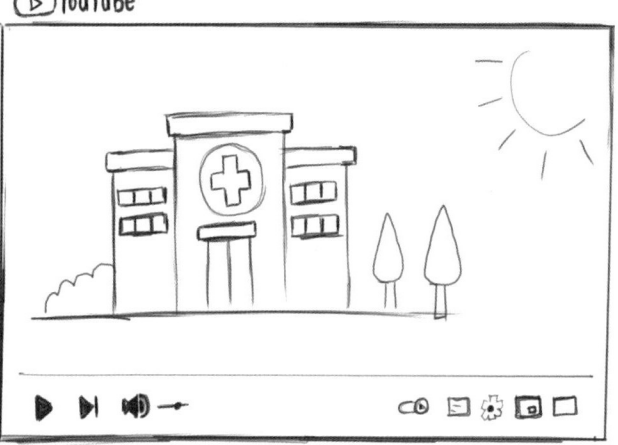

4. 코로나 시대에도 의료 마케팅 하기

코로나 때문에 2020년 때부터 국제의료센터나 국제팀이 해외 환자 유치 사업을 하기가 어려워졌다. 해외환자가 입국을 못하니까 국제팀 직원들 업무량이 줄어들었고, 계약직 원어민 직원들도 감원하였다. 국제의료센터가 국제팀을 아예 행정팀과 통합해 버린 병원들도 있다. 해외환자 유치 업무에 변화가 왔다. 이젠 병원이 기존 해외환자 관리하고 홍보나 마케팅 관련 업무를 하지 않고 마케팅 업체들이 대신하고 있다. 해외환자는 2006년부터 점차 한국 의료관광 산업을 알게 되어 한국에 찾기 시작했는데 사실 그전에는 유럽과 이스라엘 병원이 외국인 환자를 많이 유치하였다.

유럽 병원들은 병원 자체에서 마케팅을 기획하기 보다는 전문 업체를 선정해서 홍보활동을 하고 있다. 한국도 코로나를 맞이하여 국제 협력팀에서 일하던 코디네이터들이 병원 관리자를 그만두고 아예 마케팅 업체를 설립하는 등 홍보의 분업화가 가속화되고 있다. 또한 팬데믹 사태로 한국에 입국 못하는 해외 환자들을 위해서 현지 의료상담 센터를 설립하는 업체들도 늘어났다. 그러한 업체들은 한국 의료에 대한 상담을 하면서 환자와 한국 의료진과의 연결을 주선하고 있다 이들은 입국하지 못하는 환자의 건강상태도 체크해주고 현지에서 가능한 검사와 진단을 할 수 있도록 안내자 역할도 하고 있다. 이러한 그들의 노력으로 해외에서 한국 의료진에게 받을 수 없었던 진료 상담을 할 수 있었고, 진료 계획 등을 세울 수 있는 희망을 가질 수 있었다. 무엇보다 환자 유치를 위한 온라인 마케팅에 무관심했던 일부 의료진들은 코로나 사태로 적극적인 자세를 취하고 있다.

이제 유튜브나 인스타그램등 같은 소셜에서 유명한 교수나 의료진을 만날 수 있다. 귀한 정보 나누어 주고 검사나 치료에 대한 설명을 쉽게 온라인으로 볼 수 있는 것이다.

치료와 홍보에 관한 내용을 러시아어로 번역해서 러시아 쇼셜에 올리게 되면 해외에 있는 환자들이 쉽게 볼 수 있다.

전문병원만 아니라 대학 병원에 있는 의료진들이 온라인 홍보 영상, 의료설명 영상 참가 하는 것을 보면 코로나 사태 이전에는 상상할 수 없는 일이었다.

■ 제언

불과 3년 전만 해도 의료진의 온라인 상담과 관련 마케팅 활동은 활성화되지 못했었다. 그러나 현재는 많은 의료진들이 온라인 마케팅에 참가하고 있으며 온라인으로 환자들과 효과적인 의사소통을 하고 있다. 이는 코로나라는 폐쇄적인 상황에서도 얼마든지 의료 관광 산업이 방법을 달리 하면서 살아남을 수 있다는 점을 강력해 시사하고 있다.

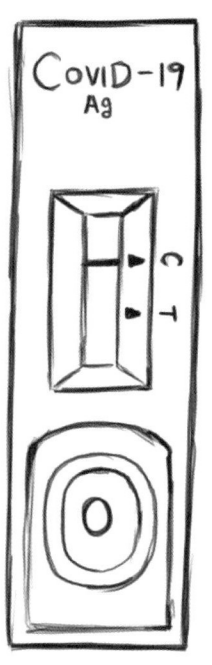

5. 팬데믹을 뚫고 한국 병원에 오다

이름 : 발렌틴
나이 : 48세
성별 : 남
국적 : 러시아 (하바로브스크)

■ 내원 경로

환자에게서 2020년 7월에 척추 디스크로 치료 문의가 와서 디스크 제거수술이 필요하다는 회신을 보내주었다. 그 다음해 4월에 환자는 한국에 와서 치료를 받고 싶다고 연락이 다시 왔다. 환자는 척추 통증만이 아니라 발목까지 힘이 없어지는 증상을 호소하면서 걷는 것조차 제대로 하지 못하는 상태가 되었다. 그는 더는 치료를 미룰 수가 없어서 14일 자가격리를 각오하고 한국행을 결심하였다.

■ 치료 과정

2021년 5월달에 주치의 온라인 화상상담 서비스를 이용해서 증상확인, 검사 및 수술 설명, 재활 까지 친절한 설명을 했다 의료진의 상담 끝난 후에 코디네이터가 입국 절차, 자가격리 시설 등 노메디컬 서비스에 대한 설명을 별도로 하였다..
인천시 및 인천관광공사로부터 자가 격리 비용을 지원해준다는 소식에 환자는 무척 기뻐하였다.
러시아에서 비행기 타기 전에 코로나 검사하고 탑승하는데 한국에 도착하면 인천공항에서 코로나 검사를 다시 해야한다. 결과 나올 때 까지 2-3시간 기다렸다가 음성으로 나와서 바로 버스 타고 정부에서 지정해준 호텔로 이동한다. 환자는 그 호텔에서 14일간을 지내야 했다. 그 기간동안 병원 코디네이터는 매일 연락해서 환자의 상태를 점검하였다. 12일 지나자 다시 코로나 검사를 다시 하였고 이후 14일 경과 후 병원 차량으로 마침내 병실로 환자는 입원할 수 있었다. 이후 척추 수술은 잘 되었고 스스로 걸을 수 있도록 추가로 수술이 이루어져 거의 모든 증상이 나아졌다.
환자는 한국 치료를 강력히 희망하였고 자가격리 기간을 견디면서 한국 의료진의 도움을 받기를 희망하였다.

■ 제언

코로나로 인한 자가격리 등 여러 가지 제약이 있지만 환자는 자신의 생명과 건강을 지키기 위해서는 언제든지 한국 병원의 우수성을 이용하려고 할 것이다. 따라서 팬데믹 상황에서도 얼마든지 해외 환자 상담을 적극적으로 할 필요가 있다.

[러시아 속담 5]

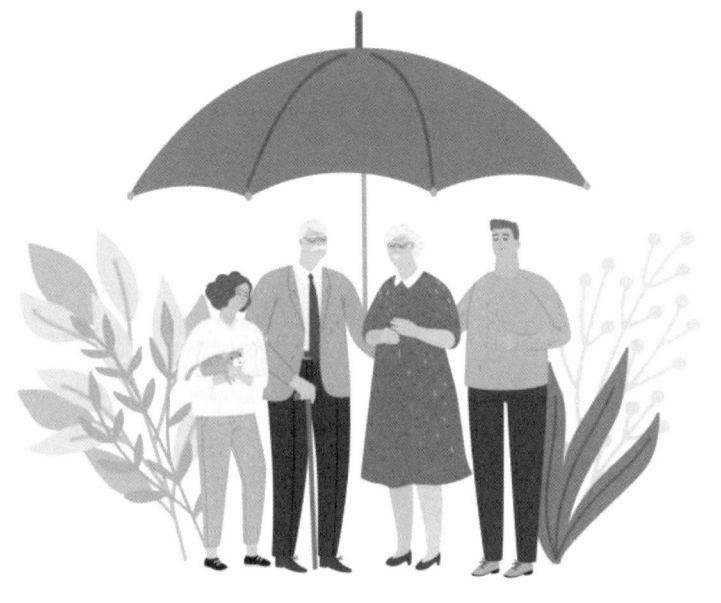

인간은 자신의 행복을 만드는 대장장이다.

인간은 자신의 행복을 스스로의 힘으로 만들어내야 한다. 행복을 위해 당신은 무언가를 해야 하는 법이며, 행복이 저절로 찾아오기를 기다리면 안 된다.

Ⅵ. 코로나 이후 의료관광

2022년 코로나 사태 진정으로 의료관광이 다시 활기를 띠기 시작했다. 의뢰서와 해외에서 문의가 늘어나면서 업무가 많이 바빠졌다. 그러나 러시아의 정치 상황이 많이 바뀌어 러시아인들이 자국을 빠져나오기가 여러 가지로 어려워 졌다. 러시아 연해주 지역에서 한국에 입국하려면 지구 반바퀴를 돌아야 하고 비행기도 몇 번을 갈아타야 한다. 또한 군대 징집을 피하기 위해 많은 러시아 남성들이 해외로 치료를 가장하는 출국이 늘어날 것을 염려해 러시아 당국의 비자 발급이, 특히 러시아 남성들에게 몹시 까다로워졌다. 그래서 의료 관광은 러시아 대신 카자흐스탄 지역에서 오히려 환자가 늘어나고 있다. 카자흐스탄은 비자발급도 간편하고 인천공항으로 오는 직항편도 있다.

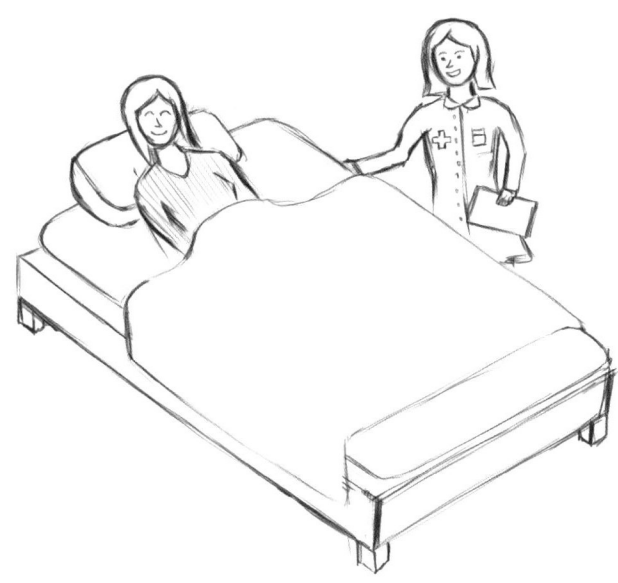

1. 친절한 코디네이터가 되자

이름 : 마야
나이 : 60대
성별 : 여
국적 : 카자흐스탄 (알마티)

■ 내원 경로

국내 거주하는 러시아 지인인 한 분 계신데 블러그 활동을 하시는 인플루언서이다. 주로 화장품과 성형에 대한 블러그를 운영하는데 러시아어 권 분들이 한국 의료 기술에 대한 문의도 많은 모양이었다. 그 중에 카자흐스탄 한 분이 무릎 치료를 위해 그 지인 소개로 한국에 오게 되었다. 지인 덕분에 나는 환자 한분을 유치할 수 있게 되었다. 친구란 좋은 것이다.(웃음)

■ 치료 과정

공항에서 코디네이터와 나의 지인이 마야 환자를 마중 나갔다. 환자는 이미 알고 있는 사람까지 입국하는 날 만나게 되어서 상당히 만족하는 것 같았다. 곧바로 입원 수속과 환자를 위해 준비해 두었던 과정들이 잘 진행되었다. 환자를 소개해준 친구는 간병 통역사까지 알선해서 보내주었다. 간병 통역사가 상주하기는 처음이었다.

수술은 잘 끝났고 환자의 상태도 좋았다. 특히 간병 통역사가 성심껏 환자를 돌봐주었고, 의료진이 아침 회진할 때면 환자보다 통역사가 더 적극적으로 의사에게 환자의 상태를 질문하는 등 헌신적인 모습을 보여주었다. 그런데 어느날 그 간병 통역사가 개인적인 일로 외출을 하였고 마침 담당 코디네이터가 없는 상황에서 내가 회진 통역을 맡게 되었는데 마야 환자가 화를 내면서 여러 가지 주문을 하였다. 통증 때문에 다리를 주물러 달라고 하였고 물을 갖다달라고 하는 등, 여간 까다롭지가 않았다. 아마도 간병 통역사의 세심한 배려에 익숙해져 있던 터라 그녀의 부재가 마야 환자로서는 여러 가지 불편함을 느끼도록 하였다. 회진이 끝난 뒤에도 마야 환자는 무료함을 내 친구에게 호소한 모양이었다. 그 친구에게 연락이 왔고 나는 시간을 내서 그 환자의 병실로 올라갔다. 환자와 두 시간 정도 이런저런 이야기를 하며 그녀의 무료함을 달래주었다. 나는 그녀와 이야기하면서 내가 한국에 와서 근무하게 된 일들과 의대 졸업한 경력 등 진실한 대화를 나누었다. 마야 환자는 내가 친구처럼 자신을 대해준 것에 무척 감동받은 듯 했다. 퇴원할 때 그녀는 나를 안아주며 내가 이 병원에서 제일 똑똑한 사람이라고 칭찬하였다.

■ 제언

해외 환자는 외국인이라기보다 엄연히 잘 치료해야 할 환자이다. 따라서 어느 환자 못지 않게 관심과 배려를 해주어야 한다. 한국의 빨리빨리 문화는 외국 환자 앞에서는 삼가야 한다. 또한 환자를 너무 사무적으로 대하는 것도 좋지 않다. 외국환자에게는 낯선 땅에서 치료 받고 있다는 상황을 고려해서 좀더 따뜻한 인간관계를 맺도록 노력해야 한다. 국제 의료 협력팀 코디네이터가 무엇보다 이 점을 잘 알고 있어야 한다.

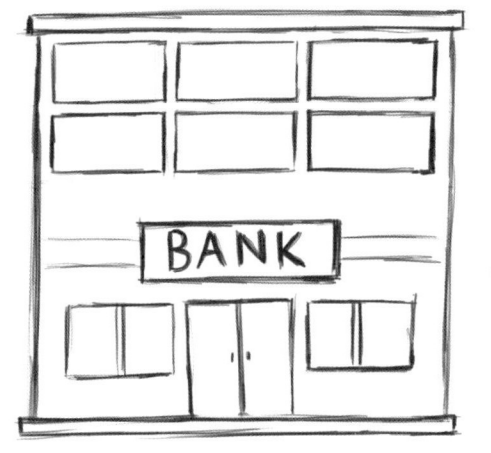

2. 해외환자 수납의 어려움

이름 : 알렉세이
나이 : 60대
성별 : 남
국적 : 러시아 (모스크바)

■ 내원 경로

모스크바 지역은 한국에서는 너무 먼 지역이라 그곳에서 환자들이 오는 경우는 많지 않다. 게다가 모스크바 사람들은 한국에 대해서 아직 잘 모르기 때문에 대부분 유럽에서 치료를 받는다. 한두시간이면 유럽 원하는 국가에 도착할 수 있지만 한국까지는 8시간 이상이 걸리니 거리상으로도 접근이 쉽지 않다. 그러나 간혹 유럽에서 치료받았던 사람이 2차로 한국에 관심을 보이는 경우가 있다. 알렉세이 환자가 에이전시를 통해 문의가 왔다. 3년 전에 독일에서 심장 수술도 받았고 이번에는 고관절 수술 받으려고 유럽 병원을 알아보다가 한국 병원의 의료 서비스가 마음에 들어서 한국행을 결심하게 되었다. 보호자인 부인이랑 1인실에 입원하기도 했다.

■ 치료 과정

환자는 입국 전에 에이전시를 통해서 의료진과 상담을 원했다. 담당의가 흔쾌히 승낙해서 나는 내 개인 앱으로 질의 응답을 통역했다. 환자

76 외국인이 본 한국 의료관광

는 주로 궁금한 것이 수술 내용보다 수술 후 재활과 스스로 걸을 수 있는 기간이 얼마나 걸리는 지를 알고 싶어했다. 그리고 그는 의료적인 질문보다는 행정적인, 특히 수납과 결재 방법에 대해 많이 물었다.

별문제가 없을 것으로 예상된 병원비 지불 문제가 그의 우려대로 발생했다. 입원 과정에서 환자의 신용카드가 승인되지 않았다. 러시아 전쟁 상황 때문인 것 같았다. 그의 다른 카드인 유럽 은행 것도 한국에서 결제가 되지 않았다. 환자는 당황스러워 했고 걱정을 많이 했지만 우선 수술을 위해 입원 수속은 계획대로 진행하였다. 수술 수 5일차쯤에 다시 수납 문제를 거론하였다. 가지고 온 현금으로 병원비를 지불하여도 약 1천 만 원 부족한 상황이었다. 결국 본국에 있는 환자의 사위가 거래소에서 화폐를 준비해 송금하였고 환자의 보호자는 나는 ATM에서 현금 출금을 하기로 했다. 그러나 출금 자체가 70만 원 단위 밖에 되지 않았고, 수수료도 회당 3600원이 발생하였다.

보호자는 이러한 출금 서비스에 많이 실망했지만 어쩔 수가 없었다. 이렇게 하루에 몇 번 씩 ATM에서 현금을 마련했는데 문제는 그것이 모두 미국 달러였기 때문에 입원비 결재를 위해서는 원화로 환전해야 했다. 다시 은행에 가서 그 돈을 환전하려고 창구에 갔더니 직원이 환자 보호자의 한국 거주 주소와 전화번호를 요구하는 것이었다. 한국 주소가 없다고 하니 한국 거주자가 아니므로 환전이 불가하다고 말하였다. 나는 치밀어 오르는 화를 애써 참으며 은행 직원에게 사정이야기를 하였다. 현재 환자가 러시아에서 오신 분이고 병원 진료비를 내기 위해 어렵게 현금을 구해 환전하려는 것이니 방법을 찾아 달라고 직원에게 부탁을 하였다. 일단 한국전화번호는 내 것으로 하고 주소는 병원 것으로 하기로 하였는데 문제는 환자의 개인 세금 번호를 적어야 하는데 그런 번호가 또 없는 것이었다.

나는 환전 신청이 이렇게 어려울줄 몰랐다. 수납이 안되면 환자는 귀국할 수가 없게 된다. 산너머 산인 이 환전 문제 때문에 나는 눈물이 날 것 같았다. 우리는 은행이 아닌 다른 업자에게 달러를 바꾸는 방법까지도 생각해 보았다. 결국 환자의 주민 번호를 작성하는 것으로 겨우 환전이 은행에서 이루어 졌다. 은행에서의 시간이 나에게는 온종일 있었던 것처럼 힘들게 느껴졌다. 보호자도 안심이 되어서 우리는 차 한 잔을 마시며 기쁨을 나누었다.

■ 제언

러시아 환자들에게 치료비에 관해서 명확한 설명을 해주어야 한다. 금액이 변경되면 합당한 이유를 알려주어야 한다. 러시아인들은 신용카드를 잘 쓰지 않아서 현금으로 결제하기 때문에 해외 송금에 대한 안내가 있어야 한다. 왜냐하면 치료비가 항상 예상보다 초과되는 경우가 있고 이럴 경우 추가 수납이 이루어 지는데 대개 신용카드가 안되기 때문에 현금을 다시 구해야 하는 경우가 많다. 이럴 경우 환자는 본국 은행에 추가 송금을 요청하게 되고 병원재무팀은 이러한 송금 여부를 확인하여 환자에게 알려준다. 대체로 송금이 3일에서 7일정도 소요되기 때문에 시간 일정을 잘 잡아야 한다. 그리고 입국할 때 지닐 수 있는 현금은 대체로 1만불 정도로 제한되어 있어서 수납을 위한 충분한 현금 보유는 어렵다. 러시아 환자가 신용카드가 없다, 사용하지 않은 것이 아니고 신용카드 없는거예요. 결재한 카드는 모두 다 제크카드입니다.

3. 쇼핑도 코디네이터

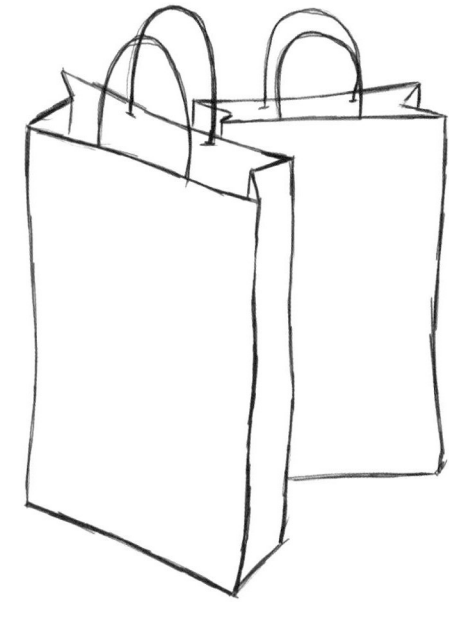

이름 : 막심
나이 : 40대
성별 : 남
국적 : 카자흐스탄 (알마티)

■ 내원 경로

2022년에는 카자흐스탄에서 문의가 많았다. 그쪽 에이전시랑 다시 연락이 원활하게 된 것이 카자흐스탄 환자가 많아지게 된 원인이었다.

막심 환자는 3명의 자녀를 둔 분이었다. 큰 수술이고 입원 기간도 길어서 부인과 함께 오게 되었다. K-ETA 승인이 있고 곧바로 입국이 가능하였다.

■ 치료 과정

병원에는 간호 간병 통합서비스가 있는 병동과 일반 병동이 있는데 팬데믹 기간에는 보호자 동반 일반 병동이 운영되지 않아서 간호병동으로 막심환자를 입원시켰다. 1인실은 모두 차있어서 2인실에 입원을 하였는데 마침 옆자리에 환자가 있어서 보호자가 대신 있을 수 있었다. 환자가 있을 경우 보호자 간이 침대를 이용해야 한다는 것을 보호자에게 추가로 설명했다. 코로나 때문에 병원 외출은 극히 제한되었고 설령 외출이 이루어져도 오후 3시까지는 돌아와야 하고, 다시 PCR 검사를 받고 1시간 반 정도 음성 여부를 확인한 후에 재 입실이 가능하다. 사정이 이렇다보니 환자의 부인은 한국에 처음 왔는데 관광이나 쇼핑 같은 것은 엄두도 낼 수 없었다. 하루 정도 관광 쇼핑을 하고 싶으면 호텔 숙박을 권하기는 했지만 부인이 남편을 병실에 두고 관광을 할 수는 없었다. 부인과 환자는 본국에 있는 자녀가 무척 보고 싶은지 자주 아이들 사진을 꺼내서 보여주었다. 무엇보다 귀국하게 되면 아이들에게 장난감이라도 사가지고 가야 하는데 그것조차 여의치 않으니 걱정이 되는 눈치였다. 먼나라까지 와서 빈손으로 돌아갈 수는 없는 노릇이었다.

퇴원날짜가 다가올수록 마음이 무거워지는 부부를 보고 나는 쇼핑 문제를 같이 고민했다. 그렇다고 내가 임의로 자녀 3명의 선물을 고를 수는 없었다. 그리고 자녀 뿐만이 아니라 다른 친척들에게도 선물을 사가야 할 형편이기에 그들이 직접 선물을 골라야 했다. 궁리 끝에 나는 인터넷 쇼핑 앱을 이용하기로 했다.

환자의 휴대폰에 한국 쇼핑몰 앱을 다운로드 해주고 검색창에 영어 검색이 가능하게 해서 필요한 물건들을 고를 수 있게 해주었다. 이틀 뒤에 환자 부인이 고른 물건들이 내 휴대폰 문자로 잔뜩 들어왔다. 쇼핑앱에서 고른 스크린 사진을 보면서 나는 그 물건들을 우선 내 집으로 도착할 수 있도록 주문을 하고 총 결재금액을 부인에게 보내 주었다. 원래 병원 주소로 택배 신청을 해야 했는데 집으로 신청을 해놓아서 여러 가지로 번거롭게 되었다. 주말쯤에 물건을 전부 받아서 월요일 출근할 때 가방 2개에 잔뜩 선물 꾸러미를 담고 갔다.

회진 전에 나는 이 선물들을 부인에게 챙겨주느라 분주히 움직였다. 물건을 챙겨받은 부인은 미소를 지으며 기뻐했다. 남편은 수술이 잘 되어 곧 퇴원하게 되고 아이들에게 안겨줄 선물까지 있으니 부인의 기쁨은 더욱 커보였다. 비록 한국 관광은 하지 못했지만 한국에서 구입한 이 선물들이 환자와 부인에게는 선물 이상의 큰 의미를 가졌다.

■ 제언

대부분 환자 혼자 입국하는 경우는 없죠. 대체로 보호자를 동반하게 되고 코디네이터는 환자만큼 보호자에게도 관심을 가져야 한다. 보호자가 즐거우면 환자에게는 큰 힘이 된다. 때때로 보호자에게 일부러 다가가 커피 한잔 하면서 위로의 말을 전해주고 치료 결과에 대해서 설명하는 등 세심한 배려를 해주어야 한다. 코디네이터가 보호자에게까지 친절의 범위를 넓히는 것이 무엇보다 중요하다.

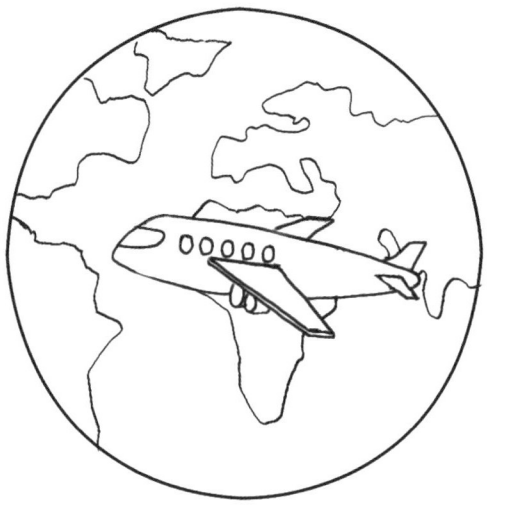

4, 한국까지 지구 반 바퀴

이름 : 니콜라이
나이 : 20대
성별 : 남
국적 : 러시아, 캄차트카

■ 내원 경로

러시아 20대 환자의 의뢰를 받았다. 에이전시를 통해 스키 운동선수인데 허리가 아파서 치료를 원하였다. 군대 동원령을 피하기 위해 20대 젊은 남자의 문의가 많아져서 먼저 환자 인지를 파악해야 했다. 허리 디스크가 있다고 의료진이 확인하였고 수술이 정말 필요한 상태였다. 그 청년은 2주 후 입국하게 되었다.

■ 치료 과정

러시아 동쪽에 위치한 캄차트카란 지역이 있다. 캄차트카에서 동쪽으로 4 km 거리에 미국 알래스카가 있다. 남쪽 직항 비행 시간 8시간 30분으로 한국에 도착 할 수있다. 전에 캄차트카 환자들이 캄차트가 -> 블라디보스톡 ->인천 일정 잡고 비행거리가 6시간 밖에 안 걸렸다. 요즘에 쉽지 않다. 이 환자 경우에 캄차트카 -> 모스크바 8시간 30분 하고 그리고 모스크바 -> 두바이 5시간 20분 하고 그리고 두바이 -> 인천 8시간 20분 , 총 22시간 비행기를 타야했다. 그는 인천공항에 도착해서는 다리를 절룩거리며 긴 비행의 후유증을 호소하였다. 그래도 아직은 보호자의 그늘에 있는 청년이라 본국의 어머니에게 공항에서 인증샷을 보내는 것이 새삼 그의 젊은 나이를 실감케 하였다. 아들벌 나이의 환자라 조금 더 신경 쓰였다. 진료 일정이 입국 당일날 곧바로 시작하는 것이 아니어서 당일은 호텔에서 묵어야 하는데 마침 오전에 도착하게 되어 추가 비용을 물고 호텔에 들어가느니, 청년은 병원에서 먼저 진료를 받는 것이 좋겠다고 하였다. 병원에 도착해서 바로 과장님 진료 스케줄 확인했다. 오전 진료가 있어 일정이 바로 진행할 수 있게 변경했다. 그래서 진료, 검사 등 2시간에 끝나고 호텔로 모셨다. 다음 날 청년은 입원하였다.

수술은 잘 끝났다. 다음날 일어나서 검사 받으로 스스로 걸을 수 있는 것에 본인도 놀라는 것 같았다. 오후 다시 병실에 가서 혹시나 먹고 싶은게 없냐고 하니 초코렛이 먹고 싶다고 했다. 편의점에서 한국 초코렛 사려다가 사무실에 러시아제가 있는 것이 생각나서 그것을 갖다 주었다. 키가 180이 넘는 아들벌 환자가 웃으며 병실에서 지내는 것을 보니 나또한 저절로 기분이 좋아졌다.

그 청년은 물리치료를 받으며 회복이 빨랐다. 어느날 집에 가는 항공표를 보여주면서 청년은 싱글벙글 웃었다. 퇴원 후에는 쇼핑하는 것도 봐주고 공항까지 배웅을 하였다. 이제는 나이차가 느껴지지 않는 친구처럼 느껴졌다. 공항에서 청년은 탑승 수속을 혼자서 다 할 수 있으니 나보고 어서 퇴근하라고 독려하였다. 운동 선수 때 많은 나라를 다녔기 때문에 이런 절차는 익숙하다는 것이었다. 나는 덕분에 일찍 퇴근할 수 있었지만 나를 배려하는 청년의 친절함에 다시 미소를 지었다. 다시 22시간을 가야 하는 청년의 여정이 다시 걱정되기도 하였다.

■ 제언

한국까지 오는 데 지구 반 바퀴를 돌아서 오는 환자들이 있다. 멀고 지루한 여정을 견디고 오는 환자들을 보면 새삼 어깨가 무겁다. 물론 한국 의료진의 우수함을 믿고 오는 이들이지만 나 또한 그들에게 먼 여행의 보답으로 좀더 훌륭한 코디네이터 업무를 해야 한다고 다짐하곤 한다.

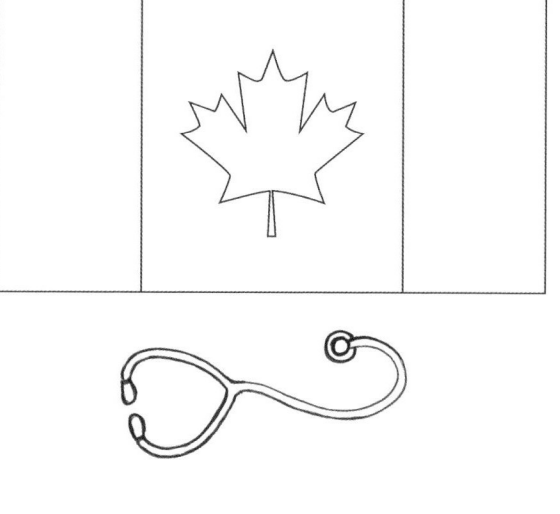

5. 캐나다에서 러시아 환자?

이름 : 빅토리아
나이 : 30대
성별 : 여
국적 : 캐나다, 토론토

■ 내원 경로

러시아, 카자흐스탄 등 CIS 국가에서만 의뢰를 받아왔던 나는 캐나다에서 온 의뢰서를 보고 의외였다. 알아보니 팬데믹 때 캐나다로 이민 간 러시아 여성이었다. 에이전시가 러시아에 거주하지만 온라인 홍보로 캐나다 지역까지 열어놓았기 때문에 유튜브나 인스타그램으로 병원 홍보를 자세히 보았던 이 러시아 분은 한국 병원을 주목했던 것이다.

■ 치료 과정

처음에는 문의만 하였기에 진료에 대한 간단한 설명과 함께 MRI 영상을 보여달라고 하였다. 영상을 보아야 환자의 인대가 파열되었는지 등 상태를 정확히 알 수 있고, 수술의 진행 여부도 판단할 수 있기 때문이었다. 이후에 여러번 메일로 영상 요청을 했다가 답이 없어 직접 전화까지 하게 되었다. 전화로 다시 영상의 필요성을 설명하였더니 환자는 사정 이야기를 하였다. 캐나다 병원에서는 MRI, CD 복사 받기가 쉽지 않다는 것이었다. 또한 보험사에게 CD 복사 관련 절차를 신청해야 하고 사유를 설명해야 하는 등 매우 복잡한 과정이 놓여 있었다. 게다가 담당 치료과에 진료 보고 확인서를 제출해야 하는데 이 과정이 또 며칠 걸린다는 것이었다. 그런데 영상을 받는 절차 못지 않게 환자와의 스케줄 조절도 매우 복잡하였다. 우선 한국에서 환자는 본국의 부모님과 만나 입원 과정을 밟기로 하였기에 환자 본인과 부모님의 한국 입국 일정을 맞추어야 했는데 이것이 병원에서 원하는 수술 날짜 등과 얽혀 여간 까다로운 것이 아니었다. 무엇보다 MRI 영상은 여전히 오리무중이었다. 일정 잡기가 더 난감하였다. 다행히 몇주 지나자 그 영상이 이메일로 도착하였다.

다음날 의료진 쪽에서 한달 안에 수술해야 한다는 의견이 나왔다. 나는 곧바로 수술비 등을 알아보고 환자에게 이메일을 보냈다. 환자에게서 며칠 뒤에 회신이 왔는데 캐나다에서 한번 더 진료를 보겠다는 것이었다. 캐나다에서 진료 받으려면 최소 1~2주 정도는 기다려야 하기에 나는 어쩔 수 없이 그만큼을 다시 기다려야 했다. 그 환자에게서 처음 문의 받은 후 6주 정도의 기간이 소요되었다. 한국에서 치료가 성사되기 까지 꽤 긴 시간이 지난 것이다. 다시 환자에게 연락을 했더니 환자가 휴가 신청을 한 상태이고 지금은 승인을 기다리는 중이라고 하였다. 아직 환자가 오지 못하는 이유(?)가 더 남은 셈이었다. 여하튼 진료 관련 사항을 다시 협의하기 위해 다시 그분과 연락하기로 하였다.

■ 제언

지역마다 환자를 유치하기 위한 마케팅은 달라야 한다. 같은 러시아 사람이라도 거주하는 지역의 의료 서비스는 모두 다를 수 있다. 의뢰서부터 출국 조건까지 천차만별이다. 따라서 환자를 케어하는 정보 뿐만 아니라 지역마다 다른 의료 행정과 관행 등을 확인하고 파악해야 한다. 그래야 환자의 여러 사정들을 이해할 수 있고 어떤 점을 배려해야 하는 지를 알아낼 수 있다. 코디네이터는 그런 점에서 지속적인 공부가 필요하다.

맺음말

의료 관광분야에서 13년을 근무하였다. 그동안 4천명 이상 외국인 환자를 만났고 150번 이상 해외 출장과 2만 번 이상 의료관광 및 병원 소개를 하였다. 모스크바 복지부에서 강의를 한 적도 있었다. 이러한 숫자가 누구에게는 큰 숫자이고 누군가는 작게 느껴질 것이다. 그러나 그 횟수가 중요한 것이 아니라 나에게는 그동안 만난 환자 개개인이 모두 소중한 분들이었다. 그들은 한국 의료진을 믿고 치료를 받기 위해 먼 이국에서 왔다. 나는 성심 성의껏 그들의 입국에서부터 입원, 퇴원까지 이 모든 과정이 원활하도록 최선을 다했다. 그들은 이제 내 목소리와 외모만으로도 기껏이 한국에서의 치료를 결심하곤 한다. 내게는 그들의 마음까지 달랠 수 있는 무언가 신뢰할만한 분위기가 배인 것 같다. 아마도 오랜 노하우가 경륜으로 쌓인 탓일지도 모른다. 나는 높은 한국 의료기술을 설명하고 홍보하는데 누구보다도 공을 들였다. 그리고 환자는 '갑'이고 병원은 '을'이라는 이 기본적인 위치를 13년 근무하면서 한번도 잊지 않았다. 외국인 환자에게 조금이라도 더 나은 서비스를 하기 위해 늘 연구하며 일을 해왔다. 그리고 이 마음이 더욱 멀리, 다른 분들에게도 전해질 수 있도록 이 책을 쓰게 되었다. 이 책이 의료관광 서비스 분야에 종사하시는 분들에게 좋은 길잡이 역할을 할 수 있기를 희망한다.

외국인이 본 한국 의료관광

초판인쇄 2023년 06월 12일
초판발행 2023년 06월 15일

지 은 이 : 서희원
발 행 인 : 김유권
펴 낸 곳 : 도서출판 오늘

주　　소 : 서울특별시 구로구 구로동 609-24
전　　화 : 010-3254-2159
등　　록 : 제 25100-2011-00061
저자메일 : svetlanakg@naver.com

ISBN 979-11-90384-16-2(03910)

₩ 12,000원

* 이 책의 저작권과 판권은 저자에게 있습니다.
* 저작권자의 서면 동의 없이 무단 전재 및 복제를 금합니다.